健康一家人丛书

战胜糖尿病从吃开始

总主编　戴　霞
主　编　部　帅
　　　　桑素珍

中国医药科技出版社

内容提要

本书详细介绍了糖尿病患者的黄金饮食原则，并特邀营养专家结合实例教您如何制定糖尿病患者的每日食谱。为了给您提供更多的食物选择，本书还列出了糖尿病患者宜食和忌食的各种主要食物。同时，本书还介绍了一些中医保健方法和运动疗法。本书可以作为糖尿病患者身边的医学顾问，帮您有效控制血糖，摆脱糖尿病的困扰。

图书在版编目（CIP）数据

战胜糖尿病 从吃开始 / 部帅，桑素珍主编 .—北京：中国医药科技出版社，2015.3
（健康一家人丛书 / 戴霞总主编）
ISBN 978-7-5067-7159-7

Ⅰ.①战…　Ⅱ.①部…②桑…　Ⅲ.①糖尿病 - 食物疗法　Ⅳ.① R247.1

中国版本图书馆 CIP 数据核字 (2014) 第 281680 号

战胜糖尿病 从吃开始

美术编辑　陈君杞
版式设计　大隐设计

出版　中国医药科技出版社
地址　北京市海淀区文慧园北路甲 22 号
邮编　100082
电话　发行：010-62227427　邮购：010-62236938
网址　www.cmstp.com
规格　710 × 1020mm ¹/₁₆
印张　9 ³/₄
字数　88 千字
版次　2015 年 3 月第 1 版
印次　2015 年 3 月第 1 次印刷
印刷　北京市密东印刷有限公司
经销　全国各地新华书店
书号　ISBN 978-7-5067-7159-7
定价　25.00 元
本社图书如存在印装质量问题请与本社联系调换

总 序
Zong Xu

人们常说，健康是人生第一财富。健康是1，爱情、事业、金钱等等都是1后面的零。有了健康，一切皆有可能；没了健康，"神马都是浮云"。正如世界卫生组织《维多利亚宣言》所云：健康是金，如果一个人失去了健康，那么，他原来所拥有的和正在创造即将拥有的一切统统为零！

当前，健康问题威胁着中国亿万普通家庭，高血压、糖尿病、高血脂、心脑血管病、癌症等各种慢性病的高发，破坏了很多家庭的幸福与安宁。特别是儿童肥胖症、高血压，患了成人病；年轻人高血脂、冠心病，患了老年病。亚健康成了普遍现象、流行病提前得病，出现提前衰老的趋势。我们不禁要问，是谁偷走了家人的健康？

你可能想象不到，健康问题很大程度上跟饮食有关系。世界卫生组织的调查结果显示，一个人的健康状况有60%取决于个人生活方式，也就是说饮食生活起居这些看似平淡无奇的习惯，尤其是饮食因素，塑造和改变了我们的身体素质和健康水平。如果按目前我国的人均寿命75岁来计算，人一生进食大约8万餐次，吃进去的食物累加起来大约有50吨。这么庞大的食物量对人体所起的作用绝对是超乎我们想象的。俗话说，人是铁，饭是钢。饮食是健康必需，但同时又是一把"双刃剑"。健康是吃出来的，而当前困扰亿万家庭的亚健康和慢性病，很多也是吃出来的。

世界卫生组织指出，合理膳食、适量运动、戒烟限酒、心理平衡是健康四大基石。遵循这16个字，可以使高血压发病率减少55%，脑卒中、冠心病减少75%，糖尿病减少50%，肿瘤减少1/3,平均寿命延长10年以上。其中"合理膳食"

被排在第一位,可见重塑健康的饮食生活习惯是解决一家人健康问题的灵丹妙药。请记住,最好的药物是食物,最好的医生是自己,最好的治疗是预防,饮食是打开健康之门的金钥匙。那么,吃什么,怎么吃,才能吃出健康,吃走疾病呢?那就请你跟随我们的脚步,一起探究健康饮食的奥秘吧。

家永远是我们人生驿站中的温暖港湾,因为家里有我们亲爱的父母、孩子、兄弟姐妹。"一家老小都平平安安、健健康康的"相信是每个平凡人最大的愿望。做一家人的营养师,呵护一家老小的健康,正是我们编写这套《健康一家人丛书》的初衷。

这套丛书精选了15个与家人健康息息相关的专题,分列为15个分册,有《养肾的黄金饮食》《养脾胃的黄金饮食》《养肝吃喝有学问》《不上火就这么吃》《越吃越瘦的秘密——瘦身宝典大揭秘》《怀孕了怎么吃——备孕怀孕坐月子营养全攻略》《新妈妈的健康月子餐》《让宝宝爱吃饭》《战胜糖尿病 从吃开始》《战胜高血压 从吃开始》《战胜高血脂 从吃开始》《拒癌千里 从吃开始》《战胜痛风 从吃开始》《吃出百岁老人》《美丽有方 驻颜有术》。

丛书编写委员会由山东中医药大学及其附属医院从事营养学理论及临床教学与研究的一线专家教授组成。他们既深谙现代营养学,又有深厚的中医学理论功底,在书中游刃有余地将现代营养学最新研究成果与祖国传统饮食营养学精髓有机融合在一起,充分体现了中西医结合的优势与特色。

鉴于水平所限,书中不当之处敬请批评指正。

戴霞

2015 年 1 月

Qian Yan ———————— 〔前言〕

　　糖尿病作为一种生活方式病，饮食治疗对其十分重要。但一直以来，在糖尿病的饮食治疗方面存在着严重的误区：有些人认为饮食治疗无关紧要，因此从不限制饮食，大鱼大肉从不耽搁；而有些人则饮食限制过度，这也不敢吃，那也不敢吃。这可谓是糖尿病饮食的两个极端，对糖尿病的治疗都十分不利，那么正确的做法是怎么样呢？应该是在专业营养师指导下健康、科学的饮食。

　　但并非每个人都能得到专业营养师的指导，这本书就从饮食治疗对糖尿病的重要性谈起，教会糖尿病患者如何做自己的营养师。糖尿病的基础知识让您对糖尿病有个大致的了解；糖尿病饮食治疗的目标、原则和基本方法让您可以轻松地为自己开出营养食谱；糖尿病患者宜食和忌食的各种食物让您在选择食物时更容易；常用热量的食谱推荐让您的食谱制定更为简单快捷。预防和保健对糖尿病患者也十分重要；中医保健方法和运动调摄是糖尿病患者常用的预防保健方法，这里也给大家一并进行了介绍。

　　糖尿病是慢性终身性疾病，长期慢性高血糖及代谢紊乱引起的并发症难以逆转，因此糖尿病患者要重视饮食治疗，通过饮食调节将糖尿病对生活的影响尽量降到最低，避免糖尿病并发症的产生。

　　疾病总是会让人痛苦和烦恼，再不能享受美食，人生的乐趣也就所剩无几了，我们衷心希望所有患糖尿病的朋友都能在本书的指导下掌握科学的饮食原则和方法，既能防治糖尿病，又能广泛地选择丰富、美味的食物，满足自己的味觉需求，尽量保证生活质量。

　　本书在编撰过程中难免会出现错漏之处。欢迎广大读者批评指正，我们将虚心接受，不断提高。

编者

2015 年 1 月

Mu Lu ——————————— 目录

1 第一章
了解糖尿病

2 第二章
饮食治疗的重要性

3 第三章
糖尿病患者饮食指南

7 第七章
糖尿病患者食物宜忌

8 第八章
不同热量食谱推荐

9 第九章
中医食疗

10 第十章
预防为主，重在保健

11 第十一章
行之有效的运动

附录

1 | 第一章
了解糖尿病

1. 哪些原因会诱发糖尿病

糖尿病最典型的表现是血中葡萄糖水平升高，以及尿中出现了葡萄糖，于是有人就简单地认为是"糖吃多了"导致了糖尿病的发生，但实际上糖尿病的发生并非这么简单。

有两大因素与糖尿病的关系最密切：一是遗传因素，二是环境因素。

遗传因素指的是一些与糖尿病发生有关的基因遗传给后代，使得后代患糖尿病的概率增加，在受到某些诱因的作用后便易患上糖尿病。环境因素则主要指的是肥胖、暴饮暴食、压力过大、运动不足、年龄增长、病毒感染、化学毒物等。

从目前的医疗水平来看，遗传因素难以控制，但环境因素中则有许多是我们可以把握的，比如可以通过改变我们的生活方式，减少高蛋白、高脂肪食物的摄入，增加运动量，舒缓压力，避免肥胖，进而预防糖尿病。再比如孕妇怀孕期间在保证营养充足的情况下，减少含糖量高的食物的摄入，控制体重在合理的范围，也能有效地避免妊娠期糖尿病的发生。

2. 哪些人易患糖尿病

下面我们列出了一些容易患糖尿病的人群，且一个人符合的情况越多说明这个人患糖尿病的概率越高，这些人应该定期查一下血糖，以防微杜渐。

有糖尿病家族史者；

肥胖者（超过标准体重 20% 以上，或 BMI 大于等于 27）；

超过 40 岁的人；

长期高热量饮食者；

合并高血压、高血脂、痛风、冠心病、中风等病史者；

有反复发作的慢性胰腺炎、肝炎、肝硬化者；

有胰腺手术、外伤病史者；

曾经患有妊娠期糖尿病者；

曾生过 4 千克以上宝宝的女性；

有多囊卵巢综合征的妇女。

3. 哪些症状表明可能得了糖尿病

下面的症状是糖尿病患者最经常出现的症状，如果你出现了如下症状就必须得去医院检查了。因为糖尿病早期的时候这些症状表现不是很明显，等你可以明显察觉的时候，糖尿病的并发症可能已经出现了。

多饮、多食、多尿和体重减轻；

无原因出现乏力、多汗、颤抖和饥饿感等低血糖症状；

视力模糊；

伤口不易愈合；

皮肤瘙痒，女性则有不明原因的会阴部瘙痒；

有不明原因的四肢麻木感；

泌尿道经常感染；

反复发作的皮肤疖或痈；

反复不愈的肺结核。

4. 你属于哪一类型的糖尿病

糖尿病分为 1 型糖尿病、2 型糖尿病、特殊类型糖尿病和妊娠期糖尿病四种，不同类型的糖尿病所采取的治疗策略是不同的。你知道自己属于哪一型么？不同类型的糖尿病都有些什么特点呢？

（1）1 型糖尿病

发病年龄通常小于 30 岁；

起病迅速；

临床症状比较严重；

体重减轻明显，体型消瘦；

容易出现酮尿或酮症酸中毒；

空腹或餐后的血清 C 肽浓度低；

血中会出现自身免疫抗体，如谷氨酸脱羧酶（GAD）抗体、抗胰岛细胞抗体（ICA）、胰岛细胞自身抗原（IA-2）抗体；

必须依赖胰岛素治疗。

（2）2 型糖尿病

缓慢起病，症状不明显；

多发于中老年人，近年来有年轻化趋势；

大多肥胖；

较多有 2 型糖尿病家族史；

可以不需要胰岛素维持生命。

这一类型的糖尿病最为多见，大约能占到所有糖尿病患者的 90%，也是通过饮食治疗可以收到较好疗效的一型。

（3）特殊类型糖尿病

有以下几种特殊类型的糖尿病，但比较少见。

β 细胞功能性缺陷；

胰岛素作用遗传性缺陷；

胰腺外分泌疾病导致的糖尿病，如胰腺炎、外伤、感染、肿瘤手术等导致胰腺组织损伤而引起糖尿病；

内分泌疾病导致的糖尿病，如库欣综合征、肢端肥大症等由于对抗胰岛素作用的激素分泌增多而引起糖尿病；

药物和化学品所致糖尿病，如鼠药、烟草酸、糖皮质激素、IFN-α 等能导致胰岛 β 细胞破坏或是损害胰岛素功能；

新生儿糖尿病，出生后 6 个月内发病，由基因突变所引起。

（4）妊娠期糖尿病

妊娠期间的糖尿病有两种情况，一种为妊娠前已确诊糖尿病，称"糖尿病合并妊娠"；另一种为妊娠前糖代谢正常或只有潜在的糖耐量减低，妊娠期才出现或确诊的糖尿病，称为"妊娠期糖尿病（GDM）"。GDM 患者的糖代谢多数于产后能恢复正常，但将来患 2 型糖尿病的机会增加。

5. 如何诊断糖尿病

我们如何诊断糖尿病呢？

主要依据是血糖：空腹血浆葡萄糖（FPG）大于等于 7 毫摩尔 / 升（126 毫克 / 分升），或口服葡萄糖耐量试验（OGTT）中 2 小时血糖值（OGTT 2h PG）

大于等于 11.1 毫摩尔 / 升（200 毫克 / 分升）。理想的情况是同时检查 FPG 及 OGTT 后 2 小时血糖值，以保证诊断的准确性。

附录一的糖尿病诊断标准引自《中国 2 型糖尿病防治指南（2013 年版）》，对如何诊断糖尿病有着更清楚的论述，大家可以更好地了解一下。

6. 防止糖尿病并发症出现——我们的主要任务

患上糖尿病后最可恶的地方就是随着糖尿病病程进展会出现各种各样的并发症，这些并发症共包含三类：一类是急性严重代谢紊乱，是在血糖控制不好，病情十分严重时出现的，它发展迅速且症状严重，若不及时治疗会危及患者的生命；第二类是感染性并发症，糖尿病患者易频发感染，且涉及面广、缠绵难愈；第三类是慢性并发症，是在发病比较长一段时间以后才会出现的，但是一旦出现就难以逆转。可见三类并发症都十分棘手，它们出现是我们最不愿意看到的，因此应该采取有效的措施来预防并发症的发生。同时我们对这些并发症要有一些基本的了解，好让我们在可能会出现并发症时提高警惕，并采取适当的措施。

（1）急性严重代谢紊乱

主要是糖尿病酮症酸中毒和高血糖高渗状态。酮症酸中毒是由于糖尿病严重时，胰岛素绝对缺乏，糖、蛋白质、脂肪三大代谢严重紊乱，使得血中、尿中酮体异常升高，酸碱平衡紊乱而出现的。高血糖高渗状态以严重的高血糖、高血浆渗透压、脱水为特点，没有明显的酮症酸中毒，但会有不同程度的意识障碍或昏迷。这两种并发症病情危重、病死率高，临床上应早期诊断和治疗。如果发现糖尿病患者出现昏迷等疑似酮症酸中毒和高血糖高渗状态的症状，应该及早送医院，防止出现不可逆的状况。

（2）感染性并发症

糖尿病患者抵抗力下降，导致感染频发且不易治愈，如反复发作的皮肤疖或痈等化脓性感染、皮肤真菌感染、真菌性阴道炎、泌尿道感染以及肺结核等。知道了这种情况，糖尿病患者就需要格外注意个人卫生，尽量避免外伤，并加强锻炼，以严防感染。

（3）慢性并发症

慢性并发症涉及面广，可遍及全身各重要器官，且遗传易感性、高血糖、高血压、高血脂、氧化应激等多因素共同参与了慢性并发症的发生过程。慢性并发症主要包括以下几种。

大血管并发症：脑血管、心血管和其他大血管，尤其是下肢血管很容易发生病变。

微血管病变：主要发生在视网膜、肾、神经和心肌组织，而以肾脏病变和视网膜病变最为重要。

神经系统并发症：包括中枢神经系统、周围神经以及控制人体内脏、血管和内分泌功能的自主神经都会受到侵犯。

糖尿病足：与下肢远端神经异常和不同程度周围血管病变相关的足部溃疡、感染和（或）深层组织破坏，是糖尿病患者截肢、致残的主要原因。

等到糖尿病慢性并发症出现的时候，糖尿病病程已经很长了，如何尽量延缓慢性并发症的出现是糖尿病防治中一项十分重要的任务，这需要通过多方面的努力才能实现，饮食治疗是其中最基础也最重要的措施之一。

7. 糖尿病的防治

对于糖尿病防治的"五驾马车"医学营养学治疗、运动疗法、血糖监测、药物治疗和糖尿病教育，相信大家都耳熟能详，是我们防治糖尿病的基本措施。随着医学的发展，对糖尿病的治疗我们又有了新的认识，那就是除了要积极控制高血糖外，还要全面治疗心血管危险因素，包括纠正脂代谢紊乱、严格控制血压、抗血小板治疗、控制体重和戒烟等。对于这一点，糖尿病患者必须要有充分的认识。下表为糖尿病患者各项相关指标的目标值，对照一下，你都达标了么？

糖尿病控制目标

指标	英文缩写	目标值
空腹血浆葡萄糖	FPG	4.4～6.1毫摩尔/升
非空腹血浆葡萄糖	2hPBG	4.4～8.0毫摩尔/升
糖化血红蛋白	HbA1c	6.5%
血压	BP	130/80毫米汞柱
低密度脂蛋白胆固醇	LDL-C	2.5毫摩尔/升（97毫克/分升）
高密度脂蛋白胆固醇	HDL-C	1.0毫摩尔/升（39毫克/分升）
甘油三酯	TG	1.5毫摩尔/升（133毫克/分升）
尿白蛋白/肌酐比值	ACR	2.5毫克/毫摩尔（22毫克/克）-男性 3.5毫克/毫摩尔（31毫克/克）-女性
运动		150分钟/周

针对糖尿病治疗的目标值，我们需要通过一系列的治疗措施，纠正代谢紊乱，消除症状，防止或延缓并发症的发生，维持良好的健康和学习、劳动能力，保障儿童生长发育，延长寿命，降低病死率，并提高患者生活质量。

这本书主要是给大家讲糖尿病的饮食治疗的，其他的治疗措施就不详细解释了，下面我们就主要来了解一下如何进行平时的饮食治疗。

2 | 第二章
饮食治疗的重要性

1. 饮食治疗是糖尿病的基础疗法

在我们的现实生活中,似乎很少有人真正认为饮食治疗是一种医学治疗方法,这其中也包括医生。医生治疗患者时,更多的是依靠药物、外科手术、医疗设备等,饮食治疗只不过是一种可有可无的补充。而患者在面对疾病时则更是寄希望于药物或是手术,对自己吃的怎么样并不十分在意,也不了解饮食对自己身体状况和疾病的影响。

但是,毋庸置疑,饮食对人体和疾病的影响是不容忽视的。

中国自古就有"医食同源"的说法。《黄帝内经·素问》中就提出了"五谷为养、五果为助、五畜为益、五菜为充"等朴素的合理营养概念。甚至在三千多年前的周代还专门设有食医一职,其任务就是依皇帝每日的身体状况细心配合食事调养之指导,这与西医学中的饮食治疗有着异曲同工之妙。

糖尿病作为一种营养代谢平衡失调性疾病,饮食治疗对其尤为重要。1971年,美国糖尿病协会就颁布了"糖尿病患者营养与饮食推荐原则",并于1994年提出了"医学营养治疗"的概念,首次将其作用提升到与药物治疗同样的高度(当然,医学营养治疗的范围可能更宽泛一些,除了饮食治疗还包括更专业的肠内营养、肠外营养的内容,但饮食治疗在其中占了十分重要的位置),可见饮食治疗对糖尿病患者有着十分重要的意义。而我国却一直没有相应的指导性文件,直到2010年才由中华医学会糖尿病学分会和中国医师协会营养医师专业委员会共同推出了我国第一部糖尿病医学营养治疗指南。这说明我国对医学营养治疗的观念是相对滞后的，这也在一定程度上导致了我国糖尿病的控制状况不十分理想，使糖尿病患者和整个社会因此而背负了沉重的负担。

如何让糖尿病患者卸去这沉重的负担，或是让这负担减轻一些呢？饮食治疗是关键的一环。饮食治疗是糖尿病的基础疗法，是一切治疗方法的前提，适用于各型糖尿病病人。如果大家都能够清楚地认识这一点，提高对饮食治疗的重视程度，并在饮食疗法的基础上，合理应用运动疗法和药物疗法，相信糖尿病会得到很好的控制。而且也只有饮食控制得好，口服降糖药或胰岛素才能更好地发挥疗效，血糖才有可能接近正常水平，糖尿病的并发症也才会远离。

2. 做自己的营养师

认识到了饮食治疗的重要性，下一步就得付诸行动了。当然最好的情况是能有一位专业的营养医师来指导我们的饮食治疗，但现实总让人很无奈：医院里总是人满为患，门诊上给每位患者就诊的时间就那么几分钟，医生没有办法为每个人详细讲解饮食治疗的原则和流程并制定个体化的营养处方；设在医院的临床营养科没有发挥应有的作用；最应该承担饮食指导任务的社区医院也没有配备专业的临床营养师。那糖尿病患者该怎么办呢？

做自己的营养师！

话说起来简单，要怎么去做呢？

我们先来看看营养医师一般是怎么做的。

营养医师一般通过询问病史、膳食营养评价以及人体营养评价等步骤来了解患者的营养状况。也就是说营养医师首先需要了解患者目前的身体状况，比如得了什么病、现在在吃些什么药物、有没有对什么食物过敏等等；接下来是对患者平日的饮食做一番评估，了解其饮食结构、饮食中各营养素的摄入量及比重；再就是通过各种方法来测定一下患者每天所消耗的能量以及体内各种成分的含量。

了解清楚上述状况后，营养医师就可以综合问询和营养检查的结果来为患者开具个体化的营养处方了。

当然作为糖尿病患者我们不需要知晓如此复杂的营养学知识，只要能够做到以下几点就好。

多知晓些糖尿病的相关知识。

掌握糖尿病患者饮食治疗的原则和简化的配餐方法。

掌握简单的膳食营养评价的方法。

对常用食材有一些基本的了解。

还是有些复杂是不是？

这本书后面讲述的内容可以让这一切化繁为简，你平时只需要翻翻这本书，为自己开出饮食处方将变得十分简单，而且可以吃的花样翻新、绝不单调。

3 ｜ 第三章
糖尿病患者饮食指南

1. 糖尿病的饮食治疗目标

生活中在做任何事情之前，都必须要明确我们的目标，并朝着这个目标而努力，不能糊糊涂涂地过日子。糖尿病的饮食治疗也是如此，我们首先要明确饮食治疗的目标是什么，再有的放矢地采取措施。

医学营养治疗的目标是在保证患者正常生活和儿童青少年患者正常生长发育的前提下，纠正已发生的代谢紊乱，减轻胰岛 β 细胞负荷，从而延缓并减轻糖尿病并发症的发生和发展，进一步提高其生活质量，具体目标如下。

（1）纠正代谢紊乱

通过平衡饮食与合理营养，以控制血糖、血脂、补充优质蛋白质和预防其他必需营养素缺乏。

（2）减轻胰岛 β 细胞负荷

糖尿病患者存在不同程度的胰岛功能障碍，合理的饮食可减少胰岛 β 细胞负担并恢复部分功能。

（3）防治并发症

个体化的医学营养治疗，可提供适当、充足的营养素，有利于防治糖尿病并发症的发生与发展。

（4）提高生活质量，改善整体健康水平

科学饮食治疗方法指导下的日常饮食，能够满足糖尿病患者对多样化饮食的需求，作为糖尿病一切治疗的基础，提高患者的生活质量，改善健康水平。

（5）针对不同情况的糖尿病患者，满足其特定的营养需求

对于患有 1 型或 2 型糖尿病的儿童青少年患者、妊娠期或哺乳期妇女及老年糖尿病患者，应满足其在特定时期的营养需求。对于无法经口进食或进食不足超过 7 天的高血糖患者（包含应激性高血糖），为满足疾病代谢需求，必要时通过合理的肠外营养或肠内营养治疗，改善临床结局。

2. 糖尿病的饮食治疗原则

针对糖尿病的医学营养治疗目标，糖尿病的饮食治疗应该遵循以下原则。

（1）控制每天摄入总热量

糖尿病患者必须进行总热量的控制，每一位糖尿病患者所需热量的多少，与其身高、体重、年龄、性别、劳动强度有密切关系。糖尿病患者饮食摄入的总热量应以维持理想体重或标准体重为原则。既要考虑减轻胰岛 β 细胞的负担，又不能影响正常机体代谢，如一个中等活动量的成年人，平均每日每公斤标准体重需热量 25 千卡。但也要视每个病人的具体体重情况和活动量来灵活掌握。

（2）平衡膳食

平衡膳食是一种科学的、合理的膳食，这种膳食所提供的热能和各种营养素不仅全面，而且还要保持膳食供给和人体需要的平衡，既不过剩也不欠缺，并能

照顾到不同年龄、性别、生理状态及各种特殊的情况，这也是糖尿病饮食治疗的基础。糖尿病患者根据中国营养学会设计的"平衡膳食宝塔"安排日常膳食，可获得更科学合理的营养饮食方案。

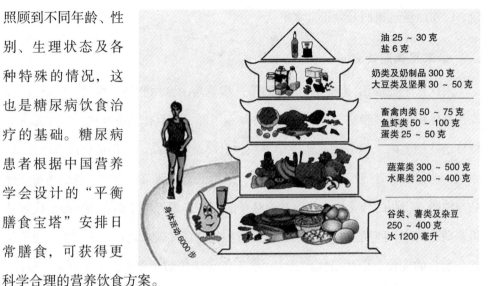

油 25 ~ 30 克
盐 6 克

奶类及奶制品 300 克
大豆类及坚果 30 ~ 50 克

畜禽肉类 50 ~ 75 克
鱼虾类 50 ~ 100 克
蛋类 25 ~ 50 克

蔬菜类 300 ~ 500 克
水果类 200 ~ 400 克

谷类、薯类及杂豆
250 ~ 400 克
水 1200 毫升

身体活动 6000 步

（3）营养物质摄入应合理

糖尿病患者饮食治疗的历史经历了漫长而曲折的过程，从过去严格控制、半饥饿状态的饮食结构到现在的"所有食物皆宜"，从低碳水化合物、高脂肪饮食到目前的以碳水化合物为主、其他营养素适量的饮食，今天的营养学已更加科学、完善。一般情况下，糖尿病患者饮食中糖类应约占饮食总热量的 50% ~ 60%，蛋白质含量一般不超过总热量的 15%，脂肪约占总热量的 30%。

①碳水化合物摄入应合理

碳水化合物是各种类型糖的总称，主要包括：单糖（葡萄糖、果糖、半乳糖等）、双糖（蔗糖、乳糖、麦芽糖等）和多糖（淀粉类）。单糖和双糖的吸收比多糖要快，它们在肠道内不需要消化酶，可被直接吸收入血液，使血糖迅速升高，而且过多摄入含单糖和双糖的食物，可使体内甘油三酯合成增强并使血脂升高；淀粉为多糖，不会使血糖急剧增加，并且饱腹感强。因此，糖尿病患者要减少摄入单糖和双糖类食物，而主要以多糖类为主，但当病人出现低血糖时，则要补充单糖和双糖，以使血糖迅速回升到正常水平。

②采用低脂饮食

用饮食来辅助治疗糖尿病关键的第一步就是少食用脂肪。血液中脂肪过多，或是身体积存过多脂肪，胰岛素不仅分泌量下降，而且作用也减弱，以致无法把糖分送达细胞内，糖分就在血液中累积，引起血糖升高，使病情更加难以控制，因此，糖尿病患者应控制脂肪的摄入量，采用低脂的蔬菜性食物，减少动物性食品与油脂。脂肪的含量应少于每日总热量的30%。最好以不饱和脂肪酸取代容易阻塞动脉的饱和脂肪酸，用单不饱和脂肪酸或复合式碳水化合物（豆类、蔬菜与谷类所含的淀粉）取代更佳。其中，多不饱和脂肪酸主要来源于奶制品、豆油、葵花籽油、核桃油、红花油、大豆色拉油和坚果类食物；单不饱和脂肪酸主要来源于动植物脂肪。

③适量选择优质蛋白质

糖尿病患者膳食中蛋白质的供给应充足。有的患者怕多吃蛋白质而增加肾脏的负担，其实当肾功能正常时，糖尿病患者的膳食蛋白质应与正常人近似。当合并肾脏疾病时，由于高蛋白饮食可加重肾小球病变，应在营养医生的指导下合理安排每日膳食的蛋白质摄入量。乳、蛋、瘦肉、鱼、虾、豆制品含蛋白质较丰富。目前主张蛋白质应占饮食总热量的10% ~ 20%。谷类含有植物蛋白，如果一天吃谷类300克，就可摄入20 ~ 30克的蛋白质，约占全日蛋白质的1/3 ~ 1/2。植物蛋白的生理价值低于动物蛋白，所以在膳食中也应适当控制植物蛋白。尤其在合并肾病时，应控制植物蛋白的食用。糖尿病患者选择蛋白质时需注意，由于富含蛋白质的食物大都含大量的脂肪，在选用时要注意其脂肪的含量。选择蛋白质食物尽可能选择低脂肪肉类，如瘦牛肉、羊肉、瘦猪肉、淡水鱼、海产品和无皮的禽肉。

④补充足够的维生素和微量元素

糖尿病，特别是难以控制的糖尿病，与维生素和微量元素的缺乏有很大关联，合理地补充有利于糖尿病患者血糖水平的降低和控制。另外，高血糖能引起多尿，这会造成部分维生素及微量元素的流失，因此糖尿病患者应该比正常人更加积极地补充这些营养素。有利于血糖降低的维生素和微量元素主要包括：维生素 B_1、维生素 C、维生素 E、硒、铬、钒、锌、钙、镁等。

⑤高膳食纤维饮食

研究证实，膳食纤维在一定程度上可以减缓食物在胃肠道消化和吸收的速度，使糖分的吸收维持缓慢而稳定的状态，胰岛素因而得到提升，使血糖维持较正常的浓度。尤其是对于正在控制体重而且限制热量的 2 型糖尿病患者而言，膳食纤维还能增加饱腹感，减少热量摄入，因此主张糖尿病患者饮食中要增加膳食纤维的量，建议每天摄入 25 ~ 35 克。全麦、大麦、燕麦、豆类、蔬菜、水果都是很好的膳食纤维来源，也可提供充足的营养。但同时，膳食纤维的摄入也要适量，过量摄入可能会导致一次性的腹胀、腹泻等问题。

⑥减少盐的摄入

食盐中含有钠，而糖尿病患者体内环境对钠离子的浓度变化十分敏感，当体内钠离子浓度高时，会增加血容量，加重心、肾负担。正常情况下，一个成年人每天食盐摄入量应为 6 克，糖尿病患者应为 4 克以下，如合并高血压、冠心病、脑血管病变和肾脏疾病，每天应控制在 2 克以内，其中包括食用的酱油。一般 20 克酱油中约含盐 4 克。

⑦控制酒精的摄入

酒精对糖尿病人来说弊远大于利，因此一定要严格控制酒精的摄入量，原因有三：一是酒精能产生大量的热量却无营养作用，会使血糖发生波动，对血糖的检测有重要影响；二是当空腹大量饮酒时，可发生严重的低血糖，而且醉酒往往能掩盖低血糖的表现，因此如果发生低血糖，不容易被发现，非常危险；三是饮酒可使糖尿病患者患高脂血症的风险增加。因而建议糖尿病人尽量不要喝酒，若是喝酒的话要注意以下问题。

如果血糖控制尚不稳定，就不要喝酒。

血糖控制良好时，可适量饮酒，但避免喝有甜味的酒。可制定饮酒计划如：每周饮酒一两次，每次饮酒量为白酒 2 小杯或啤酒 1 大杯，饮酒时要相应减少一定量的主食。具体的限量标准为：男性每天不超过 2 个"酒精单位"，女性不超过 1 个"酒精单位"。不同酒的酒精单位不同：啤酒 360 克、干葡萄酒 150 克、白酒 45 克。从长远考虑，有饮酒嗜好的患者应逐渐戒掉饮酒习惯。

切忌大量饮酒。避免空腹饮酒，尤其是对于正在注射胰岛素或者服用其他药物的病人，饭前喝酒可不是好主意。

饮酒前后可监测血糖，了解饮酒对血糖的影响。

（4）定时定量、少食多餐

糖尿病患者应规律进食，一日三餐，包括零食都要定时定量。最常见的热量分配方案是早餐、午餐、晚餐 1：2：2，或者三餐平均分配。定时定量进餐，与药物作用、运动时间保持一致，使血糖不会波动太大。

糖尿病患者应少食多餐，可以在两餐之间和睡前加餐。加餐可选择西红柿、黄瓜、含糖量低的水果、牛奶或酸奶。少量多餐既能保证营养充足，又可减轻胰腺负担，有利于控制好血糖。

（5）长期坚持、不时调整

饮食治疗的关键在于坚持，并且在治疗过程中的随访调整十分重要，如肥胖患者在治疗措施适当的前提下，体重不下降，应进一步减少饮食总热量；体型消瘦的患者，在治疗中体重有所恢复，其饮食方案也应适当调整，避免体重继续增加。对于用胰岛素治疗者，应在上午 9 ~ 10 点、下午 3 ~ 4 点或睡前加餐，防止发生低血糖。体力劳动或活动多时也应适当增加主食或加餐。

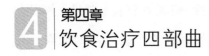

第四章
饮食治疗四部曲

1. 计算每日所需总热量

为了防止血糖值过度升高并将其维持于一定范围，糖尿病患者应确切了解适合自己的饮食热量，保证每日进食不超过这个数值。

糖尿病患者一天所需的热量，是营养师综合其年龄、性别、肥胖与否、每日活动量、有无并发症等诸多因素制定的。通常，男性每日需要 1400 ~ 1800 千卡的热量，女性需要 1200 ~ 1600 千卡的热量。具体的计算公式如下。

每日所需总热量 = 标准体重（千克）× 每日每千克标准体重所需热量

由此可见，要计算热量就需要标准体重和每日每千克标准体重所需热量这两个指标，这两个指标如何获取呢？

例如：赵某，男性，56 岁，身高 175 厘米，体重 85 千克，职业会计，患糖尿病多年，采用口服药加饮食治疗，未出现明显并发症。

（1）计算标准体重

标准体重（千克）= 身高（厘米）–105=175–105=70（千克）

（2）计算每日每千克标准体重所需热量

每日每千克标准体重所需热量需要通过一个人的肥胖程度和活动强度来判断。

① 判断肥胖程度

判断一个人的体重是过低、超重还是肥胖需要根据体重指数（BMI），先来计算此人的 BMI 值。

BMI= 实际体重（千克）÷ 身高（米）的平方 $=85 \div 1.75^2 \approx 27.8$

通过查下表可知为轻度肥胖。

肥胖程度判定

BMI	分类
<18	消瘦
<19	体重偏轻
19～24.9	体重正常
25～29.9	轻度肥胖
30～40	中度肥胖
>40	重度肥胖

② 判断劳动强度

劳动强度一般分为卧床休息、轻体力劳动、中体力劳动和重体力劳动四种，每种劳动强度对应的工作状态描述如下表。因赵先生是会计，属于办公室工作，归于轻体力劳动。

劳动强度判定

劳动强度	劳动状态描述
轻体力劳动	办公室工作、洗衣、做饭、驾驶汽车、缓慢行走
中体力劳动	搬运轻东西、长距离行走、环卫工作、庭院耕作、油漆、管道工、电焊工、电工等
重体力劳动	重工业、农业、室外建筑、搬运工人、铸造工人、收割、挖掘、钻井工人、木工等

③每日每千克标准体重所需热量

赵先生为轻体力劳动者，又是肥胖者，通过查表可知其每日每千卡标准体重所需热量为 20 ~ 25 千卡。

成人不同劳动强度和体重状况每日热能供给量（千卡/千克理想体重）

生活状态 体重情况	卧床	轻体力劳动	中体力劳动	重体力劳动
消瘦	20 ~ 25	35	40	40 ~ 45
正常	15 ~ 20	30	35	40
肥胖	15	20 ~ 25	30	35

但在使用此表时也需要注意以下特殊情况。

若患者年龄 > 60 岁，则总热量应减少 10%；

孕妇和乳母每天分别增加 200 千卡和 500 千卡。

（3）每日所需总热量

标准体重（千克）× 每日每千克标准体重所需热量 =70×（20 ~ 25）=1400 ~ 1750（千卡）

在计算糖尿病患者总能量时有一个原则，即消瘦者应取总能量的上限值，轻度肥胖者应取下限值，中度以上肥胖者在下限值的基础上再减去 500 千卡。则轻度肥胖的赵先生每日所需总能量应取下限值即 1400 千卡。

2. 巧用食物交换份编制食谱

（1）什么是食物交换份

食物交换份法是应用营养学原则编制食谱的一种简单易行的方法。此方法将食物按照来源、性质分成四大组八大类，各类食物中只要产生90千卡（376千焦）热量就称为一个交换份（一份），而一份同类食物所含的蛋白质、脂肪、碳水化合物是相似的，可任意交换。只要每日饮食中包括这四大组食物，即可构成平衡膳食。食物交换份的应用可使糖尿病食谱的设计趋于简单化，可以根据患者的饮食习惯、经济条件、季节和市场供应情况等选择食物、调剂一日三餐。在不超出全日总能量的前提下能让糖尿病患者和正常人一样选食，做到膳食多样化、营养更均衡。

先来看一下这四大组八大类食物分别是什么，每一类食物中一份的重量以及一份所含营养素的量又分别是多少呢？

组别	类别	每份质量（克）	热量（千卡）	蛋白质（克）	脂肪（克）	糖类（克）	主要营养素
谷薯组	谷薯类	25	90	2.0	－	20.0	糖类及膳食纤维
蔬果组	蔬菜类	500	90	5.0	－	17.0	矿物质
	水果类	200	90	1.0	－	21.0	维生素
肉蛋组	大豆类	25	90	9.0	4.0	4.0	膳食纤维
	奶制品	160	90	5.0	5.0	6.0	蛋白质
	肉蛋类	50	90	9.0	6.0	－	脂肪
油脂组	坚果类	15	90	4.0	7.0	2.0	脂肪
	油脂类	10	90	－	10.0	－	脂肪

（2）计算食物交换份的份数

先来看一下赵先生每天需要多少份食物呢？

食物交换份的份数 = 每日所需总热量 ÷ 每份交换份所含热量

=1400（千卡）÷ 90（千卡）≈ 16（份）

（3）分配食物

计算出了每日所需交换份的份数，就可以根据个人的口味和习惯来选择和交换食物了。但在选择食物时需要遵循前面所说的糖尿病饮食治疗的原则，比如平衡膳食的原则，还有碳水化合物、脂肪、蛋白质在饮食中的占比要合理等。如此根据糖尿病饮食治疗的原则，营养学家给出了糖尿病患者常用热量的食物交换份数分配表。

食物交换份数分配表

热量（千卡）	交换份数	谷薯组		蔬果组		肉蛋豆类		浆乳类		油脂组	
		重量（克）	份数	重量（克）	份数	重量（克）	份数	重量（克）	份数	重量（克）	份数
1200	14	150	6	500	1	150	3	250	1.5	20	2
1400	16	200	8	500	1	150	3	250	1.5	20	2
1600	18	250	10	500	1	150	3	250	1.5	20	2
1800	20	300	12	500	1	150	3	250	1.5	20	2
2000	22	350	14	500	1	150	3	250	1.5	20	2
2200	24	400	16	500	1	150	3	250	1.5	20	2

由上表可知，赵先生每日需谷薯8份、蔬果1份、肉蛋豆3份、浆乳1.5份、油脂2份。然后就可以根据每一组食物交换表尽情选择食物制定食谱了。

（4）制定食谱

等值谷薯类食物交换表

食品	每交换份重量（克）	食品	每交换份重量（克）
大米、小米、糯米、薏米	25	绿豆、红豆、芸豆、干豌豆	25
高粱米、玉米碴	25	干粉条、干莲子	25
面粉、米粉、玉米面	25	油条、油饼、苏打饼干	25
混合面	25	烧饼、烙饼、馒头	35
燕麦片、莜麦面	25	咸面包、窝头	35
荞麦面、苦荞面	25	生面条、魔芋生面条	35
各种挂面、龙须面	25	土豆	100
通心粉	25	湿粉皮	150
苏打饼干	25	馒头	35
鲜玉米（1个、中等大小、带棒心）	200		

每交换份的谷薯类食品提供蛋白质2克、糖类物质20克、热量90千卡。

等值蔬菜类食物交换表

食品	每交换份重量（克）	食品	每交换份重量（克）
大白菜、圆白菜、菠菜、油菜	500	白萝卜、青椒、茭白、冬笋	400
韭菜、茴香、茼蒿	500	南瓜、菜花	350
芹菜、茎蓝、莴苣	500	鲜豇豆、扁豆、洋葱、蒜薹	250
西葫芦、番茄、冬瓜、苦瓜	500	胡萝卜	200
黄瓜、茄子、丝瓜	500	山药、荸荠、藕、凉薯	150
芥蓝、瓢儿菜	500	蘑菇、百合、芋头	100
蕹菜、苋菜、龙须菜	500	鲜豌豆	70
绿豆芽、鲜蘑菇、水浸海带	500		

每交换份蔬菜类食品提供蛋白质5克、糖类物质17克、热量90千卡。

等值水果类食物交换表

食品	每交换份重量（克）	食品	每交换份重量（克）
柿子、香蕉、鲜荔枝（带皮）	150	李子、杏（带皮）	200
梨、桃、苹果（带皮）	200	葡萄（带皮）	200
橘子、橙子、柚子（带皮）	200	草莓	300
猕猴桃（带皮）	200	西瓜	500
鲜枣	100		

每交换份水果类食品提供蛋白质 1 克、糖类物质 21 克、热量 90 千卡。

等值大豆类食物交换份

食品	每交换份重量（克）	食品	每交换份重量（克）
腐竹	20	北豆腐	100
大豆（黄豆）	25	南豆腐（嫩豆腐）	150
大豆粉	25	豆浆（黄豆质量1份，加水质量8份，磨浆）	400
豆腐丝、豆腐干	50	豆腐脑	200

每交换份大豆类食品提供蛋白质 9 克、脂肪 4 克、糖类物质 4 克、热量 90 千卡。

等值奶类食物交换表

食品	每交换份重量（克）	食品	每交换份重量（克）
奶粉	20	牛奶	160
脱脂奶粉	25	羊奶	160
奶酪	25	无糖酸奶	130

每交换份奶类食品提供蛋白质5克、脂肪5克、糖类物质6克、热量90千卡。

等值肉蛋类食物交换表

食品	每交换份重量（克）	食品	每交换份重量（克）
熟火腿、香肠	20	鸡蛋粉	15
肥瘦猪肉、猪舌	25	鸡蛋（1大个、带壳）	60
熟叉烧肉（无糖）、午餐肉	35	鸭蛋、松花蛋（1大个、带壳）	60
熟酱牛肉、熟酱鸭、大肉肠	35	鹌鹑蛋（6个、带壳）	60
瘦猪肉、牛肉、羊肉	50	鸡蛋清	150
带骨排骨	50	带鱼	80
鸭肉、鸡肉	50	草鱼、鲤鱼、甲鱼、比目鱼	80

续表

食品	每交换份重量（克）	食品	每交换份重量（克）
鹅肉	50	大黄鱼、鳝鱼、黑鲢、鲫鱼	80
兔肉	100	对虾、青虾、鲜贝	80
蟹肉、水浸鱿鱼	100	水浸海参	350
猪心、猪肝	70	肉松	20

　　每交换份肉蛋类食品提供蛋白质9克、脂肪6克、热量90千卡。

等值油脂类食物交换表

食品	每交换份重量（克）	食品	每交换份重量（克）
花生油、芝麻油（1汤匙）	10	猪油	10
玉米油、菜籽油（1汤匙）	10	牛油	10
豆油、亚麻油	10	羊油	10
红花籽油（1汤匙）	10	黄油	10
核桃、杏仁	25	葵花子（带壳）	25
花生米	25	西瓜子（带壳）	40
芝麻酱	15	南瓜子	30

　　每交换份油脂类食品提供脂肪10克、热量90千卡。

参照上面各类食物的等值交换表，赵先生可以从上面各类食物的等值交换表中选择自己喜欢吃的食物来制作食谱了。在制作食谱时，需要将选择的食物按一定比例分配在三餐当中，常用的能量分配比例是 1/5、2/5、2/5 或 1/3、1/3、1/3，如果中间有加餐，需要从上一餐的能量总数中减去加餐所产生的能量。这样能防止一次进食量过多而加重胰腺的负担，出现餐后血糖过高，同时也能防止进食量过少，发生低血糖。

一般来说，加餐的最佳时间段为上午 9 ~ 10 点、下午 3 ~ 4 点及晚上 9 ~ 10 点。加餐的食物也有讲究，不能随意吃些零食和小吃。上午和下午的加餐可随便一些，晚间的加餐品种可以丰富一些，除少量主食外，最好吃一些富含优质蛋白质的食物，如牛奶、鸡蛋、豆腐等，这些食物对餐后血糖影响较小且能防止夜间出现低血糖。

在应用等值交换表时也有些需要注意的地方。

生熟可以互换。比如 1 份大米（生重 25 克）可以同 65 克米饭（熟重）交换；1 份面粉（生重 25 克）可以同 1 份馒头（熟重 35 克）交换；1 份生肉食（50 克）可以同 1 份熟肉食（35 克）交换。

同类食物可以互换。比如 50 克大米可以和 50 克面粉互换，25 克燕麦片可以和 35 克咸面包互换。

可以全量互换，也可以分量互换。比如豆制品的互换，可以今天喝豆浆、明天吃熏干；也可以分量互换为 1/3 豆浆、1/3 腐竹、1/3 豆腐分别放在三餐中。

营养素含量相似的食物可以互换。这种互换稍显复杂。常见情况是：25 克主食可以和 200 克橘子互换；25 克燕麦片可以和 200 克苹果互换；50 克瘦肉可以和 100 克豆腐互换；500 克蔬菜可以和 200 克猕猴桃互换；20 粒花生米可以和 10 克油或 50 克瘦肉互换。

在明确了上述原则和注意的问题后，我们可以试着为赵先生制定一份食谱了，举例如下。

早餐	
烙饼（70克）	谷薯类2份
牛奶1袋（250克）	浆乳类1.5份
荷包蛋1个（带壳鸡蛋60克）	肉蛋豆类1份
拌黄瓜丝1小碟（黄瓜100克）	蔬果类0.2份
盐1克，烹调油3克	
午餐	
米饭100克	谷薯类1.5份
豆腐干炒芹菜（芹菜100克、豆腐干50克）	蔬果类0.2份、肉蛋豆类1份
拌海带丝（鲜海带150克）	蔬果类0.3份
盐2克，植物油9克	
晚餐	
玉米面窝头（玉米面25克、面粉25克）	谷薯类2份
大米粥1碗（大米25克）	谷薯类1份
清炖鲤鱼（鲤鱼80克）	肉蛋豆类1份
蒜香油菜（油菜150克）	蔬果类0.3份
盐2克、植物油8克	
睡前半小时加餐	
麦片粥（燕麦片25克）	谷薯类1份
合计	谷薯类7.5份、蔬果类1份、肉蛋豆类3份、浆乳类1.5份、油脂2份

3. 食谱的评价和调整

根据以上步骤设计出营养食谱后，还应该对照糖尿病饮食治疗的原则对食谱进行评价，确定编制的食谱是否科学合理。首先应参照食物成分表初步核算该食谱提供的能量和各种营养素的含量，与糖尿病患者膳食营养素参考摄入量进行比较，相差在 10% 以内，可认为合乎要求，否则要增减或更换食品的种类或数量。

需要注意的是，制定食谱时，只要保证每天的能量、蛋白质、脂肪和碳水化合物的量出入不大，其他营养素以一周为单位进行计算、评价即可。

(1)食物评价内容

我们一般从以下几个方面来评价食谱的科学性。

食谱中所含食物种类是否齐全，是否做到了多样化？

各类食物的量是否充足？

全天能量和营养素摄入是否适宜?

三餐能量摄入分配是否合理，早餐是否保证了能量和蛋白质的供应？

下面我们就以为赵先生制定的食谱为例，来评价其是否符合糖尿病饮食治疗的原则。

(2)评价食谱的过程

第一步：首先按类别将食物归类排序，并列出每种食物的数量。

刚才的食谱我们已经将各种食物归类排序,共包含谷薯类 7.5 份、蔬果类 1 份、肉蛋豆类 3 份、浆乳类 1.5 份、油脂 2 份，食物种类多且齐全，也与糖尿病患者常用热量的食物交换份数分配表中 1400 千卡热量所需各类食物的份数相符。

第二步：从食物成分表中查出每 100 克食物所含营养素的量，算出食谱中每种食物所含营养素的量。

食物中某营养素含量 = 食物量（克）× 可食部分比例 × 100 克食物中营养素含量 ÷100

如蒸米饭的可实用部分为 100%，100 克米饭中含能量 117 千卡、水分 70.6 克、蛋白质 2.6 克、脂肪 0.3 克、膳食纤维 0.2 克、碳水化合物 26 克、维生素 B_2 0.03 毫克、烟酸 2 毫克、钠 3.3 毫克、钙 7 毫克、铁 2.2 毫克。赵先生食谱中米饭的量恰好为 100 克，就不需要额外计算了。用上面公式可以把食谱中其他食物所含营养素的量也计算出来，这里就不一一列出了。

第三步：将所用食物中的各种营养素分别累计相加，计算出一日食谱中三种能量营养素及其他营养素的量。

此份食谱中合计各营养素的量如下。

能量 1241 千卡、水分 850 克、蛋白质 54 克、脂肪 43 克、膳食纤维 9 克、碳水化合物 158 克、视黄醇当量 356 微克、硫胺素（VB_1）0.56 毫克、核黄素（VB_2）1.17 毫克、烟酸（维生素 PP）9 毫克、维生素 E 19 毫克、钠 523 毫克、钙 841 毫克、铁 17 毫克、维生素 C 61 毫克、胆固醇 403 毫克。

第四步：将计算结果与糖尿病患者各营养素原则上摄入的量进行比较后评价并调整。

根据糖尿病患者饮食治疗的原则，碳水化合物应占饮食总热量的 50% ~ 60%，蛋白质含量一般不超过总热量的 15%，脂肪约占总热量的 30%。可计算得出赵先生每日所需这三大营养素的量用以评估食谱中营养素的量是否合理。三大营养素原则上应摄入的量可按下式计算。

碳水化合物（克）= 总能量（千卡）×（50% ~ 60%）÷4（千卡）

蛋白质（克）= 总能量（千卡）×15%÷4（千卡）

脂肪（克）= 总能量（千卡）×30%÷9（千卡）

式中 4（千卡）为碳水化合物和蛋白质的生理卡价、9（千卡）为脂肪的生理卡价。

则赵先生原则上应每天摄入三大营养素的量分别为以下数值。

碳水化合物 =1400 ×（50% ～ 60%）÷4=175 ～ 210 克

蛋白质 =1400 × 15% ÷ 4=52.5 克

脂肪 =1400 × 30% ÷ 9=47 克

对比可知三大营养素的量在糖尿病患者建议用量的上下 10% 范围内，还是比较合理的，但总能量摄入似乎偏低，需要做一定的调整。碳水化合物的量虽然在合理范围内但低于常规水平，谷薯类食物以碳水化合物为主且增加后基本不会增加蛋白质和脂肪的量，因此可调整谷薯类食物的量，如将蒸米饭的量调整为 200 克（3 份），这时总能量调整为 1358 千卡，就相应比较合理了。

第五步：计算三餐提供能量的比例。

将调整过后的食谱早、中、晚三餐的所有食物提供的能量分别按餐次累计相加，得到每餐摄入的能量，然后除以全天摄入的总能量得到每餐提供能量占全天总能量的比例。

早餐：436.7÷1358=32.2%

午餐：423.9÷1358=31.2%

晚餐：406.2÷1358=30.0%

三餐能量分配接近比较适宜的 1：1：1。

食谱的评价与调整属于专业性比较强的活，如果你对自己通过食物交换法设计的食谱不是很放心的话，最好拿给专业的营养医师评价和调整一番，再着手进行自己的饮食治疗计划。

4. 血糖指数和血糖负荷需注意

应用食物交换份法编制糖尿病患者的营养食谱易于达到膳食平衡，便于了解和控制总热能，能够做到食品多样化且利于灵活掌握，因此是糖尿病患者饮食治疗的好工具。但营养学家们也注意到，如果能同时区分交换表中等值食物餐后引起的血糖和胰岛素应答的差异将对糖尿病患者的病情控制更为有利。如何来做呢，那就是在食物交换份法的基础上结合应用血糖指数（glycemic index，GI）和血糖负荷（glycemic load，GL）。

什么是血糖指数呢？

血糖指数是指含 50 克碳水化合物的食物与 50 克的葡萄糖在一定时间内（一般为 2 小时）体内血糖反应水平百分比值，它是一个比较而言的数值，反映了食物与葡萄糖相比升高血糖的速度和能力，通常把葡萄糖的血糖生成指数定为 100。食物中的碳水化合物进入人体后经过消化分解成为单糖，而后进入血液循环，进而影响血糖水平。由于食物进入胃肠道后消化速度不同，吸收程度不一致，葡萄糖进入血液速度有快有慢，数量有多有少，因此即使含等量碳水化合物的食物，对人体血糖水平影响也不同。营养学家提出，用 GI 的概念来衡量某种食物或膳食组成对血糖浓度影响的程度。一般 GI < 55 为低 GI 食物，55 ~ 75 为中 GI 食物，> 75 为高 GI 食物。高 GI 食物进入胃肠道后消化快，吸收率高，可快速引起血糖应答；低 GI 食物在消化道停留时间长，吸收率低，葡萄糖释放缓慢，引起的血糖反应峰值低，下降速度亦慢。

但是，任何一种食物的 GI 值都不是固定不变的，受到很多因素的影响。

（1）成熟度

例如，香蕉越成熟，其 GI 值越高。这尤其适用于那些收获后还会继续成熟的水果。

（2）食物的酸性

食物中含酸时，就会降低人体消化这种食物的速度。消化速度降低意味着吸收更慢，对血糖的影响也更小。

（3）碳水化合物消化速度的个体差异

对不同受试者进行测试会发现，他们对相同食物的反应各不相同。对糖尿病患者而言，应以 GI 值为指导，同时监测碳水化合物食物对自身的影响。

（4）食品中面粉（如果有）的类型

食品中的精白面粉越多，GI 值越高；粗粮面粉越多，GI 值越低。

（5）烹调时间

烹调过程使淀粉分子膨胀，从而软化食物，烹调时间越长，食物越松软，使食物消化起来更容易，吸收更快。GI 值通常随烹调时间的延长而增高。

（6）其他成分

如果同时食用高 GI 值食物和含有蛋白质或脂肪的食物，碳水化合物的 GI 效果会比单独摄入时低，因为脂肪和蛋白质会减缓其消化速度。同理，低 GI 值的食物，如果加入碳水化合物，GI 值就会升高。

根据上述影响因素，我们可以相应调整我们的饮食习惯，以减少高 GI 食物对血糖的影响。比如烹调食物时，烹调时间应尽量缩短、尽量食用粗加工食物、减少精加工食物的摄入等。

什么是血糖负荷呢？

食物摄入后机体血糖水平还与食物中碳水化合物的含量有关。将摄入碳水化合物的质量和含量结合起来，就产生了一个新的概念，即血糖负荷，GL。GL值的大小为食物 GI 值与其碳水化合物含量乘积的百分比。GL 可以对实际提供的食物或总体膳食模式的血糖效应进行定量测定，因此 GL 比 GI 更能全面评价食物引起血糖升高的能力。GL 与 GI 值结合使用，可反映特定食物的一般食用量中所含可利用碳水化合物的数量，因此更接近实际饮食情况。一般情况下，GL 值 < 10 为低 GL 食物，11 ~ 19 为中 GL 食物，GL > 20 为高 GL 食物。

有些食物 GI 值高，GL 值却不一定高，比如西瓜，西瓜 GI 值为 72，比较高，但其 GL 如何呢？假如我们要吃一块 150 克的西瓜，查食物成分表可知，西瓜的碳水化合物含量为每 100 克中 5.5 克，150 克西瓜中所含的可利用碳水化合物为 $5.5 \times 150 \div 100 = 8.25$。GI 值为 72。西瓜的 GL 值计算如下：$8.25 \times 72 \div 100 = 5.94$。也就是说 150 克西瓜的 GL 值小于 10。这样一来，我们就知道了一次吃 150 克西瓜对血糖的影响并不大。

同理如果我们要吃 500 克的西瓜，通过计算可知，500 克西瓜中所含的可利用碳水化合物为 $5.5 \times 500 \div 100 = 27.5$。GI 值为 72。西瓜的 GL 值计算如下：$27.5 \times 72 \div 100 = 19.8$，约等于 20。因此，我们一次吃 500 克西瓜对血糖的影响就比较明显了。

所以通过应用 GL 我们就会知道，将高 GI 值食物纳入饮食计划是可以的。也就是说，对于任何食物，糖尿病患者都是可以食用的，只不过要严格控制食物摄入的重量。切记，拒食某些食品—尤其是高 GI 值的水果、蔬菜、粗粮和豆类，您就可能会漏失大量的维生素、矿物质和纤维素。

因此，糖尿病患者在应用食物交换份法选择食物和搭配膳食时，结合 GI 和 GL，既能控制膳食的总热量，灵活地搭配食物，又能考虑到食物含碳水化合物品质和质量对血糖水平的影响，无疑是糖尿病饮食最科学合理及更加多元化和人性化的搭配方案。

附录二我们给出了常见食物的血糖生成指数表，引自《中国食物成分表（第1册）（第2版）》。根据食物血糖生成指数，我们可以计算其血糖负荷。结合血糖指数和血糖负荷对糖尿病患者的日常饮食进行指导会收到更好的效果。

第五章
特殊情况下的糖尿病饮食治疗

1. 糖尿病合并妊娠

无论是妊娠期糖尿病或原有糖尿病而合并妊娠，妊娠对糖尿病以及糖尿病对孕妇和胎儿均有复杂的相互影响，因此受孕时和整个妊娠期都必须要很好的控制糖尿病病情。

妊娠糖尿病患者的营养治疗原则是，能量和营养素的供给量能同时满足母体和胎儿生长发育的需要，并严格监测孕妇血糖和体重。具体的要求如下。

妊娠期体重的增长不超过 9 ~ 10 千克；

妊娠期前 4 个月的能量和营养素供给量与普通患者相同，以后每日增加能量 300 ~ 400 千卡，蛋白质 25 克；

少食多餐，每天 5 ~ 6 餐为宜，两餐之间时间间隔不应短于 2 小时也不长于 4 小时；

睡前要加餐以防止夜间低血糖或酮症；

每天保证摄入 1500 毫克钙，牛奶等是钙的较好来源；

每天补充 28 毫克的铁，可适量吃些动物肝脏等富含铁的食物；

常吃些绿叶蔬菜、豆类等富含叶酸且对血糖影响较小的食物；

宜通过饮食或多晒太阳来补充身体所需的维生素 D；

有浮肿倾向和高血压者要限制钠盐，每日食盐摄入要小于 6 克；

肥胖患者不宜过分采用低能量饮食降低体重，以免影响胎儿的发育。

2．儿童糖尿病

儿童糖尿病多属 1 型糖尿病，若病情控制不好，可能会危及生命，因此要加强对儿童糖尿病的管理。由于患儿正处于生长发育阶段，能量和营养素的供应一定应满足需要，不能过分限制能量，同时避免血糖波动，维持血脂正常。同时，儿童糖尿病患者还面临着心理发育、社会和文化发展方面上的需求，因此儿童糖尿病患者的管理有其特殊的一面。

首先对儿童来说饮食治疗不应该是限制和禁止，而应该作为全家一种健康的饮食方式，让儿童获得尽可能多的餐桌乐趣，防止让其感觉到孤立和受排挤。

具体的饮食方案应结合年龄、身高、体重而定。4 岁以下者可按每天 50 千卡 / 千克，4 岁按每天 45 ~ 50 千卡 / 千克，10 ~ 15 岁按每天 35 ~ 40 千卡 / 千克供给食物。凡有营养不良及消耗性疾病时，总能量可酌情增加。三大营养素占膳食总能量的比例为：碳水化合物为 50%，脂肪为 30% ~ 35%，蛋白质为 15% ~ 20%。

3．老年人糖尿病

考虑到老年人的饮食习惯、器官功能衰退以及健忘等因素，老年糖尿病患者的饮食治疗方案应尽量简单、平衡和固定，并适合个人体力及心理需求。建议老年人的子女加入到饮食治疗方案的制定中来。老年糖尿病患者应每天补充适量复合无机盐和维生素，尤其是那些食物量和营养素摄入减少者；若同时患有肥胖，则应适量运动和限制能量摄入；但对老年糖尿病患者来说，无需严格禁食含蔗糖食物；在实行减肥饮食的同时，要避免营养不良的发生。

4. 低血糖反应

当血糖小于50毫克/分升或2.8毫摩尔/升时可发生低血糖反应，多见于注射胰岛素或口服降糖药过量所致。轻症患者可出现冷汗、心悸、头晕等症状；严重者可致昏迷，甚至死亡。症状较轻、神志清晰者，可用蔗糖20 ~ 50克（儿童10 ~ 15克）温水冲服，多数患者能迅速缓解。如果症状较重，除用糖水外，应进食些水果、饼干、馒头等。若病情严重、神志不清，应立即送医院抢救，予以静脉输注葡萄糖。为防止低血糖反应，糖尿病患者最好随身带些糖果、饼干等食品，并学会随体力活动的增减而适当调整饮食总量。

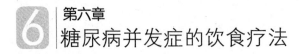

第六章
糖尿病并发症的饮食疗法

1. 糖尿病肾病

糖尿病肾病是糖尿病的三大并发症之一，其主要临床表现是蛋白尿、血浆蛋白下降、高血压、血浆胆固醇浓度升高、氮质血症和水肿等，如果放任不管最后可发展为肾功能衰竭、尿毒症。其营养治疗的原则是保证能量供给及低蛋白饮食。糖尿病患者从出现显性蛋白尿起即需适量限制摄入蛋白质，推荐蛋白质摄入量为每天每千克体重 0.8 克。从肾小球滤过率下降起，即应实施低蛋白饮食，推荐蛋白质摄入量每天每千克体重 0.6 克，并可同时补充复方 α–酮酸制剂每天每千克体重 0.12 克。能量摄入则应基本与非糖尿病肾病患者相似（30 ~ 35 千卡 / 千克）。但是，肥胖患者需适当限制能量（可每天减少 250 ~ 500 千卡），直至达到理想体重。食物应选择有利于减轻临床症状和肾脏负担者。食谱的制定主要根据蛋白尿程度及氮质血症情况而定。无论蛋白质供应量多少，均应充分注意优质蛋白质（动物蛋白）的供给，减少植物蛋白（如豆制品、馒头、米饭等食物中的蛋白成分），以减轻肾脏负担。

2. 糖尿病性眼病

具有抗氧化损伤作用的微量营养素，如类胡萝卜素、B 族维生素、维生素 C、维生素 E、锌、镁、铬、硒等对晶状体氧化损伤具有保护作用，合并眼病的糖尿病患者应多食这类营养素含量高的食物。其中类胡萝卜素对眼睛的保护作用尤为重要，除了抗氧化作用外，部分类胡萝卜素能转化为维生素 A，维生素 A 能在眼睛内合成一种叫视紫红质的物质，对保持正常良好的视力有重要作用，可以防止视网膜病变和夜盲症的发生。

在人类视网膜中存在大量牛磺酸，它能提高视觉功能，促进视网膜的发育。牛磺酸还可以保护视网膜，利于视觉感受器发育，改进视功能，对于预防糖尿病性眼病有重要意义。因此糖尿病患者可适当补充牛磺酸，以提高视神经传导及视觉功能。牛磺酸含量最丰富的是海鱼、贝类，如墨鱼、章鱼、虾，贝类的牡蛎、海螺、蛤蜊等，鱼类中的青花鱼、竹筴鱼、沙丁鱼等含量也很丰富，哺乳动物的心、脑、肝脏中含量也较高。因此可多摄取此类食物，补充牛磺酸。

3. 糖尿病合并高血压

控制血压有利于减少 2 型糖尿病患者的死亡和并发症发生风险，因此糖尿病患者应控制好血压。平衡饮食是控制血压的重要措施：饮食中饱和脂肪酸的摄入量应当占全部脂肪摄入的 10% 以下，或全天总能量的 7% 以下，因动物性脂肪中饱和脂肪酸含量较高，应减少动物性脂肪摄入；反式脂肪酸同样不利于心血管健康，摄入量应当少于总能量的 1%，含反式脂肪酸的食物主要有蛋糕、糕点、饼干、面包、印度抛饼、沙拉酱、炸薯条、炸薯片、爆米花、巧克力、冰淇淋等，这类食物应尽量少吃；每天进食足量蔬菜、水果（每天 400 ~ 500 克）有利于高血压等心血管疾病防治；控制钠盐摄入量是控制血压的有效措施，每天摄入钠量应少于 2 克。

4. 糖尿病合并神经病变

糖尿病神经病变是糖尿病常见的慢性并发症，其病因主要是长期高血糖及由此导致的代谢障碍、微循环障碍和免疫紊乱，其临床症状主要表现为肢体麻木、疼痛、感觉减退等，严重者合并感染、坏疽甚至截肢，严重影响患者的生活质量，给患者家庭带来负担。

维生素是治疗糖尿病神经病变最基本、应用最早的药物，正常神经组织主要依靠糖代谢供应能量，当 B 族维生素缺乏，糖代谢障碍，能量供应减少，在一定程度上诱发神经病变的产生。

甲钴胺是维生素 B_{12} 的衍生物，容易转运至神经细胞的细胞器中，促进核酸、蛋白质及卵磷脂的合成，通过刺激轴突再生，修复损伤神经。因此合并周围神经病变的糖尿病患者可适当应用甲钴胺治疗，对自发性肢体疼痛、麻木、神经反射及传导障碍都有一定程度改善，但一定要在医生的指导下使用。

糖尿病周围神经病变者红细胞内山梨醇含量增多，每日口服维生素 C 900 毫克，2 ～ 3 个月后，红细胞内山梨醇含量显著下降。因此糖尿病神经病变患者应多食维生素 C 含量丰富的食物，主要是水果和新鲜蔬菜，如白菜、猕猴桃、芒果、菠萝、柚子、橙子、柠檬、冬枣、草莓、柿子、石榴、山楂、无花果、葡萄。

5. 糖尿病合并脂代谢紊乱

糖尿病患者脂代谢紊乱常常是血糖控制不佳的特征之一。因此，对于血脂调节而言，首要的基础是将血糖控制在理想水平。对于部分合并血糖控制不佳的脂代谢紊乱患者，更好地控制血糖往往能起到改善脂代谢的作用。

有较多临床研究证据表明，低血糖指数食物在消化道停留时间长，葡萄糖释放缓慢、吸收率低，可抑制血液游离脂肪酸水平和拮抗激素的反应，有效降低糖尿病患者的高低密度脂蛋白胆固醇血症，并改善血高密度脂蛋白胆固醇水平。也就是说低血糖指数或低血糖负荷膳食可降低糖尿病和心血管疾病的危险。

因此在应用食物交换份法制定食谱时，结合血糖指数和血糖负荷是十分有必要的。

但对于调整血糖及调整膳食后仍存在高低密度脂蛋白胆固醇和（或）高甘油三酯血症的患者，应考虑使用降脂药物。

6. 糖尿病合并高尿酸血症

对于糖尿病合并高尿酸血症患者，医学营养治疗的目的是减少尿酸生成，以控制急性痛风性关节炎发作，并在缓解期促使尿酸排泄增加，调节饮食限制嘌呤摄入，防止过胖，控制高尿酸血症。因此糖尿病合并高尿酸血症患者在糖尿病基础饮食治疗的基础上还应做到以下几点。

（1）避免暴饮暴食，减少高嘌呤食物摄入

黄豆、香菇、扁豆、紫菜等豆类及蔬菜，动物内脏、肉脯、浓肉汁、肉馅等肉类，鱼类、贝壳类、虾类、海参等海产品，以及各类酒属于高嘌呤食物，应减少摄入。

（2）痛风急性发作期尽量不摄入含嘌呤食物

在痛风急性发作期的两三天内，选用嘌呤含量很少或基本不含嘌呤的食物。

（3）痛风缓解期控制嘌呤摄入量

在痛风缓解期采用以蔬菜瓜果为主的饮食，将每日膳食中嘌呤含量限制在

100 ～ 150 毫克以内。

（4）多饮水

每日喝水 2000 ～ 3000 克，促进尿酸排出，以普通开水、淡茶水、矿泉水、鲜果汁、菜汁等为宜。

（5）不宜饮酒

酒精尤其是啤酒本身含大量嘌呤，可使血尿酸浓度增高，因此，糖尿病合并痛风患者不宜饮酒，更不能空腹饮酒。

（6）少食高果糖糖浆食品

高果糖糖浆食品（多种饮料、糕点等）可能导致体内 ATP 酶降解增加，而发生高尿酸血症的风险，因此这类食品应减少食用。

7 | 第七章
糖尿病患者食物宜忌

　　对糖尿病患者的饮食治疗来说，在保证遵循饮食治疗原则的前提下，所选择的食物虽无严格的禁忌，但毕竟食物成分不同，对患者血糖的影响不同。有些食物能够给患者提供丰富的营养素，但又不会使患者的血糖波动太大，那就可以在日常饮食中较多地选择；有些食物营养成分单一，且多食会造成患者血糖波动太大，不利于病情的稳定，那就应该少吃甚至不吃。下面就给大家一一介绍。

1. 主食类

　　谷类食物是饮食中碳水化合物的主要来源之一，根据糖尿病饮食治疗的原则，碳水化合物提供的能量应占全天总能量的 50% ~ 60%，因此谷类食物是糖尿病患者每天都必须要食用的食物，不能因为谷物含糖量较高而避免食用，这是十分错误的做法。而且谷类食物中膳食纤维、矿物质和 B 族维生素含量也很高，有些食物还含有胡萝卜素和维生素 E 等，这些营养成分能明显改善高血糖，减少胰岛素和口服药剂量。当然也并不是所有的谷类食物和所有的食物制作方法都适合糖尿病患者，也需要科学的选择和食用。下面就为大家介绍几种有代表性的宜食的谷类食物和忌食的谷类食物。

	小米、玉米、荞麦、黑米、薏米、燕麦
	蛋糕、饼干、油条、油饼、方便面、糯米、月饼、面包

宜 小米

[血糖指数] 71

[推荐用量] 每餐 50 克（食物交换份 2 份）

[富含的降糖成分] 维生素 B_1、钙、磷、镁

小米中含有丰富的维生素和钙、磷、镁等元素，有益于血糖水平的调节；小米的亮氨酸含量在谷物中是比较高的，能有效地补充体内所缺乏的亮氨酸；还可缓解精神紧张、压力等。

> **能量及营养素含量**
>
> 每100克小米提供热量358千卡、蛋白质9克、脂肪3.1克、碳水化合物75.1克、膳食纤维1.6克。

[饮食要点]

小米中赖氨酸含量较多，可与富含赖氨酸的豆类和肉类搭配，使营养更均衡。

[食谱推荐 *]

小米黄豆粥	【原料】小米 100 克（食物交换份 4 份）、黄豆 50 克（食物交换份 2 份）。 【调料】盐、葱各适量。 【做法】黄豆洗净，浸泡至外皮发皱，捞起沥干；小米淘洗干净；葱洗净，切碎。锅置火上，倒入清水，放入小米与黄豆，以大火煮开。待煮至浓稠状，撒上葱花，调入盐拌匀即可。

　*注：本书中推荐的食谱是适宜糖尿病患者食用的，但提供的热量和食物的重量并非是一人的量，仍需要患者根据自己的实际情况来计算。

宜 玉米

[血糖指数] 55

[推荐用量] 鲜玉米每餐100克，玉米面、玉米碴每餐50克（食物交换份2份）

[富含的降糖成分] 谷胱甘肽、膳食纤维、镁

> **能量及营养素含量**
>
> 每100克玉米提供热量348千卡、蛋白质8.7克、脂肪3.8克、碳水化合物73克、膳食纤维6.4克。

玉米中含有的谷胱甘肽能够清除破坏胰岛素的自由基，延缓糖类吸收，稳定患者的血糖水平；玉米富含膳食纤维，具有降低血糖、血脂和改善葡萄糖耐量的作用；玉米中所含有的镁有强化胰岛素功能的功效。玉米油中富含不饱和脂肪酸，常吃还能降低胆固醇、预防动脉硬化、老年性眼睛黄斑性病变的发生。

[饮食要点]

玉米可以配合豆类食品食用，因玉米中缺乏色氨酸，单吃玉米易发生糙皮病；玉米食用时最好采用蒸煮的方式，不要烤或生吃，这样更易于保存营养物质，获得更多的抗氧化活性；且尽量选择膳食纤维高的老玉米，而含糖量高的甜玉米和支链淀粉含量高、易升高血糖的糯玉米则尽量少吃；玉米发霉后会产生致癌物，因此发霉的玉米不能食用。

[食谱推荐]

玉米炒蛋

【原料】玉米粒、胡萝卜各100克、鸡蛋1枚、青豆10克。

【调料】植物油4克，盐、淀粉适量。

【做法】玉米粒、青豆洗净；胡萝卜洗净切粒，与玉米粒、青豆同入沸水中煮热，捞出沥干水分；鸡蛋入碗中打散，并加入盐和水淀粉调匀。锅内注入植物油，倒入蛋液，见其凝固时盛出，锅内再放油炒葱白。接着放玉米粒、胡萝卜粒、青豆，炒香时再放蛋块，并加盐调味，炒匀盛出即成。

宜 荞麦

[血糖指数] 54

[推荐用量] 每餐60克（熟重）

[富含的降糖成分] 黄酮成分、镁、铬、膳食纤维

荞麦中的黄酮成分尤其是芦丁能促进胰岛素分泌，并有保护微血管的作用；富含的镁、铬能增强胰岛素对血糖的反应；

能量及营养素含量

每100克荞麦提供热量337千卡、蛋白质9.3克、脂肪2.3克、碳水化合物73克、膳食纤维6.5克。

膳食纤维能延缓碳水化合物的吸收，防止餐后高血糖出现。

[饮食要点]

荞麦所含蛋白质中缺少精氨酸、酪氨酸，可以与牛奶搭配，营养可以互补。荞麦米质硬且性寒，脾胃虚寒、消化功能差、经常腹泻的人则不宜食用。

[食谱推荐]

荞麦蒸饺

【原料】荞麦面150克、西葫芦150克、鸡蛋1枚、虾仁50克。

【调料】盐、味精、五香粉、姜末、葱末适量。

【做法】虾仁洗净剁碎，鸡蛋打散入锅炒熟，西葫芦洗净切丝，将西葫芦、姜末、葱末和成馅料。荞麦面加水和成面团，将剂子擀成面皮。取面皮包入适量馅料成饺子形，入锅蒸熟即可。

宜 黑米

[血糖指数] 55

[推荐用量] 每餐50克（食物交换份2份）

[富含的降糖成分] 膳食纤维、黄酮成分、硒

黑米中含膳食纤维较多，且淀粉消化速度比较慢，食用后不易引起血糖迅

速升高。黑米色素中富含的黄酮成分能促进胰岛素分泌，且对预防动脉硬化有很大帮助。黑米中的硒可以调节体内糖类的正常代谢，还能防止脂类在血管壁上的沉积，减少动脉硬化及冠心病、高血压等血管并发症的发生。黑米味甘性

能量及营养素含量

每100克黑米提供热量341千卡、蛋白质9.4克、脂肪2.5克、碳水化合物72.2克、膳食纤维3.9克。

温，特别适合脾胃虚弱、体虚乏力、小便频数等糖尿病患者食用。

[饮食要点]

将黑米与豆类、花生一起煮，豆类、花生中的油脂有利于黑米中的脂溶性维生素 E 更好地被消化吸收，适宜糖尿病性血管并发症患者。

[食谱推荐]

黑米饭	【原料】黑米60克、鸡蛋1枚、包菜50克、葱花适量。 【做法】黑米淘净，浸泡好后放入电饭锅，加适量清水；包菜洗净切丝。将包菜放入米里和匀，打开开关煮饭。鸡蛋打匀，煎成蛋皮，切丝，待电饭锅开关跳起，继续焖10分钟，将饭菜和匀盛起，撒上蛋丝、葱花即成。

宜 薏米

[血糖指数] 53

[推荐用量] 每餐 50 ~ 100克（食物交换份 2 ~ 4份）

[富含的降糖成分] 薏苡仁多糖、脂肪油、B 族维生素

薏苡仁多糖有显著的降糖作用，可抑制氧自由基对胰岛 β 细胞膜的损伤及肾上腺素引起的糖异生。薏米中的脂肪油、B 族维生素也有助于降低血糖。薏米

是谷物中蛋白质含量最丰富的，是糖尿病患者一种特别好的主食。

[饮食要点]

薏米适合搭配红小豆食用，两者均含有较高的碳水化合物、蛋白质以及多种维生素和人体必需的氨基酸，搭配食用不仅能降低血糖，还对糖尿病合并肥胖症、高脂血症有一定的防治作用。薏米化湿滑利效果显著，妊娠期妇女需慎食。

能量及营养素含量

每100克薏米提供热量361千卡、蛋白质12.8克、脂肪3.3克、碳水化合物71.1克、膳食纤维2克。

[食谱推荐]

薏米红小豆粥	【原料】薏米60克、红小豆20克。
	【做法】将薏米和红小豆淘洗干净后浸泡3小时。锅里加适量水，放入薏米、红小豆，先大火烧沸，再改用小火煮熟即可。

宜 燕麦

[血糖指数] 55

[推荐用量] 每餐40克

[富含的降糖成分] 膳食纤维、铬、锌

燕麦中富含的膳食纤维、铬、锌，有助于提高人体对葡萄糖的利用率，有益于稳定血糖。

能量及营养素含量

每100克燕麦提供热量367千卡、蛋白质15克、脂肪6.7克、碳水化合物66.9克、膳食纤维5.3克。

[饮食要点]

燕麦可与牛奶同食，可促进胰岛素的分泌，又能补充一定量的钙。选择燕麦时应选择原味的，防止摄入糖分过多。燕麦一次不宜食用过多，易导致胃痉挛和腹部胀气。

[食谱推荐]

牛奶燕麦粥	【原料】燕麦50克、牛奶250克。 【做法】将燕麦和牛奶一同倒入碗中，搅匀备用。将备好的燕麦和牛奶放入蒸锅蒸10分钟即可。

忌 蛋糕

蛋糕中碳水化合物、脂肪含量很高而膳食纤维含量却很少，多食容易引起肥胖，不利于糖尿病病情的控制。蛋糕中含有白糖，多食易使血糖升高。市面上推出的"无糖蛋糕"虽以木糖醇等甜味剂取代了蔗糖，但是蛋糕的主要成分为淀粉，经消化后会分解成大量的葡萄糖，所以也不宜多吃。

> **能量及营养素含量**
>
> 每100克蛋糕提供热量347千卡、蛋白质8.6克、脂肪5.1克、碳水化合物67.1克、膳食纤维0.4克。

忌 饼干

饼干是高热量、高淀粉、高糖食品，且含水分少，糖尿病患者食用后极易发生高血糖，而且会加重口渴症状。饼干的脂肪含量与同类食物相比较高，多食容易形成脂肪堆积，引起肥胖，不利于糖尿病病情的控制。饼干的含钠量较高，并发有高血压的糖尿病患者尤其要注意。

> **能量及营养素含量**
>
> 每100克饼干提供热量433千卡、蛋白质9克、脂肪12.7克、碳水化合物71.7克、膳食纤维1.1克。

忌 油条

油条经高温油炸而成，热量较高，而且许多营养成分也已经破坏，多吃会使血糖上升，还会造成营养失衡。油条含钠量较高，每100克中含钠585.2毫克，多食可能引致水肿、血压升高。油条含钾量很高，糖尿病并发肾病的患者需慎食。油条表面裹着大量油脂，不易被消化，肠胃功能较差的糖尿病患者要慎食。

> **能量及营养素含量**
>
> 每100克油条提供热量386千卡、蛋白质6.9克、脂肪17.6克、碳水化合物51克、膳食纤维0.9克。

忌 油饼

油饼属于高热量、高油脂的食物，多吃易使人肥胖，也不利于血糖的控制。油饼的含钾量很高，并发有肾脏疾病的糖尿病患者要慎食。油饼在制作过程中未经过发酵，不容易消化，多吃易导致肠胃不适。

> **能量及营养素含量**
>
> 每100克油饼提供热量399千卡、蛋白质7.9克、脂肪22.9克、碳水化合物42.4克、膳食纤维2克。

忌 方便面

方便面是典型的高热量、高脂肪、低维生素食物，糖尿病患者食用后极易发生高血糖，并容易诱发心血管疾病。大多数方便面也属于油炸食品，并含有大量添加剂，更增加了糖尿病患者患癌症、肝脏疾病的风险，对健康有害无益。

> **能量及营养素含量**
>
> 每100克方便面提供热量472千卡、蛋白质9.5克、脂肪21.1克、碳水化合物61.6克、膳食纤维0.7克。

忌 糯米

糯米热量高，每100克中含有78.3克碳水化合物，血糖生成指数为87，较高，糖尿病患者食用后可使血糖快速升高，对病情不利。

> **能量及营养素含量**
>
> 每100克糯米提供热量348千卡、蛋白质7.3克、脂肪1克、碳水化合物78.3克、膳食纤维0.8克。

忌 月饼

月饼具有高热量、高糖、高淀粉的特点，即便是市面上标榜的"无糖月饼"，含有的热量和淀粉量也很高，糖尿病患者食用后易使血糖升高。月饼馅的配料有高淀粉的莲蓉、高糖的水果和枣泥、高淀粉高糖的豆沙等，这些糖尿病患者均不宜食用。

> **能量及营养素含量**
>
> 每100克月饼提供热量424千卡、蛋白质7.1克、脂肪15.7克、碳水化合物64.9克、膳食纤维1.4克。

忌 面包

面包含碳水化合物较多且易消化吸收，糖尿病患者食后易使血糖升高。很多面包中都会含有大量的单糖、双糖，不利于糖尿病患者病情控制。

> **能量及营养素含量**
>
> 每100克面包提供热量312千卡、蛋白质8.3克、脂肪5.1克、碳水化合物58.6克、膳食纤维0.5克。

2. 蔬菜类

蔬菜是含糖量和热量都很低的食物，对糖尿病患者来说，吃这类食物既能饱口福，又不用担心血糖上升。蔬菜中含有的大量膳食纤维可以增加饱腹感，促进肠道蠕动，防止便秘，可以起到降低胆固醇和改善糖代谢的作用。特别是蔬菜中含有丰富的维生素、矿物质及无机盐，这些营养素对糖尿病患者来说是非常重要的物质，有的还起着非常重要的治疗作用，如维生素 C、B 族维生素、钙、铬、锌、硒、镁等。

蔬菜分为叶菜类、根茎类、瓜茄类、荚豆类等，一般来说，叶菜类、瓜茄类蔬菜含糖量较低，一般不超过 5%，如白菜、油菜、卷心菜、菠菜、黄瓜、苦瓜、冬瓜等，其主要提供维生素 C、B 族维生素、胡萝卜素和铁等物质，是糖尿病患者比较理想的食物，大多数糖尿病患者不必对其严格限制，每天摄入 500 ~ 600 克就可以了。但在下面的食物介绍中并没有一一列出适合糖尿病患者食用的蔬菜，只挑选了几种有代表性的，供大家参考。

相比较叶菜类、瓜茄类来说，根茎类、荚豆类含糖量较高，糖尿病患者不宜多吃，如土豆、芋头、藕、胡萝卜、山药等，但这些蔬菜却也是营养丰富，因此需在吃的同时相应减少主食摄入量。

(宜) 空心菜、芹菜、洋葱、苦瓜、南瓜、紫甘蓝、山药、芦笋

(忌) 酸白菜、雪里蕻、芋头、菱角、甜菜、炸土豆片

(宜) 空心菜

[推荐用量] 每餐 50 克（食物交换份 1/10 份）

[富含的降糖成分] 植物胰岛素、膳食纤维、硒

空心菜中含有的植物胰岛素可辅助降低血糖，改善糖尿病症状；富含的膳食纤维能够促进胃肠蠕动，延缓餐后血糖的上升；含有的硒具有类胰岛素的作用，具备一定程度的调节血糖作用，有助于提高人体对葡萄糖的利用率，从而稳定血糖。

能量及营养素含量

每100克空心菜提供热量20千卡、蛋白质2.2克、脂肪0.3克、碳水化合物3.6克、膳食纤维1.4克。

[饮食要点]

空心菜性寒滑利，脾胃虚寒、体质虚弱、大便溏泄者宜少食。在食用空心菜时可加些大蒜，能纠正空心菜的寒凉之性；也可与青椒同食，能解毒降压。空心菜忌与奶制品同食，可影响人体对钙质的吸收，同时也会降低食物的营养价值。

[食谱推荐]

蒜泥空心菜

【原料】空心菜500克。

【调料】蒜蓉、酱油、盐、味精、香油、醋。

【做法】空心菜择去老根，切10厘米长的段，放入开水中焯一下，捞出沥水，晾凉。将蒜蓉与酱油、醋、香油一起拌匀，浇在空心菜上，加盐、味精调味即可。

宜 芹菜

[推荐用量] 每餐50克（食物交换份1/10份）

[富含的降糖成分] 类黄酮物质、镁、硒、膳食纤维

芹菜中含有的膳食纤维能减缓食物在胃肠道中的消化吸收，从而避免餐后

高血糖的出现；类黄酮物质可改善微循环，促进糖在肌肉和组织中的转化；镁和硒有降糖作用。

能量及营养素含量

每100克芹菜提供热量17千卡、蛋白质0.8克、脂肪0.1克、碳水化合物3.9克、膳食纤维1.4克。

[饮食要点]

将鲜芹菜洗干净后放入榨汁机内榨汁饮用，每日三次，或是洗干净后直接切段煮水代茶饮，坚持饮用三个月，能有效改善人体血糖水平。食用芹菜时不要把叶扔掉，因为芹菜叶子的营养价值要比芹菜茎高。

[食谱推荐]

芹菜香干

【原料】香干300克、芹菜200克。

【调料】植物油4克，姜末、蒜末、味精、盐、干辣椒各适量。

【做法】香干洗净切条；芹菜洗净切段；干辣椒洗净，切成小段。锅加油烧热，下姜末、蒜末、干辣椒段炒香，放入香干炒至水分干，再下芹菜炒匀，加盐、味精调味，炒至入味即可。

宜 洋葱

[推荐用量] 每餐50克

[富含的降糖成分] 含硫化合物、类黄酮物质、硒

能量及营养素含量

每100克洋葱提供热量40千卡、蛋白质1.1克、脂肪0.2克、碳水化合物9克、膳食纤维0.9克。

洋葱中含有的含硫化合物、类黄酮物质能刺激胰岛素的合成和释放。洋葱中含有硒，可修复胰岛细胞并保护其免受损坏，维持正常的胰岛素分泌功能，调节血糖。

[饮食要点]

洋葱跟红酒、醋搭配，能起到降压、降糖、降血脂的功效；和猪肉搭配，洋葱中含有的活性成分能与猪肉中的蛋白质相结合，产生令人愉悦的气味，而且营养丰富。紫皮洋葱比黄皮洋葱中的营养素含量要高，因此吃洋葱尽量选择紫皮洋葱。

[食谱推荐]

洋葱拌木耳	【原料】洋葱100克、木耳15克。 【调料】芝麻10克，盐、芝麻油、米醋、生抽各适量。 【做法】木耳泡发、焯水、过凉。洋葱切细丝，用凉水过一下，沥干水，备用。洋葱与木耳放在盘中，加盐、芝麻油、米醋、生抽、芝麻拌匀即可。

宜 苦瓜

[推荐用量] 每餐80克（食物交换份约1/6份）

[富含的降糖成分] 苦瓜素、植物胰岛素

苦瓜素可以直接作用于胰岛 β 细胞，促进胰岛素分泌。苦瓜中的植物胰岛素具有类胰岛素作用，能够降低血糖水平。苦瓜中还含有其他活性成分，能够抑制葡萄糖的肠道吸收以及抗细胞凋亡、促进细胞更新或受损胰岛 β 细胞的恢复。

能量及营养素含量

每100克苦瓜提供热量22千卡、蛋白质1克、脂肪0.1克、碳水化合物4.9克、膳食纤维1.4克。

[饮食要点]

可以将新鲜苦瓜切成片后晒干拿来泡水喝，也可以凉拌，还可以直接榨苦瓜汁喝，都是很好的食用方法。苦瓜味苦性寒，脾胃虚弱患者不宜常食。

[食谱推荐]

杏仁苦瓜	【原料】苦瓜 250 克、杏仁 50 克、枸杞 10 克。
	【调料】香油 4 克，鸡精、盐各适量。
	【做法】苦瓜剖开，去瓤，洗净切成薄片，放入沸水中焯至断生，捞出，沥干水分，备用。杏仁用温水泡一下，撕去外皮，掰成两半，放入开水中烫熟；枸杞泡发洗净。将香油、盐、鸡精与苦瓜搅拌均匀，撒上杏仁、枸杞即可。

宜 南瓜

[血糖指数] 75

[推荐用量] 每餐 100 克（食物交换份约 1/4 份）

[富含的降糖成分] 南瓜多糖、钴、铬

南瓜多糖能够修复受损的胰岛细胞，促进胰岛 β 细胞再生，从而增加胰岛素的释放。南瓜中的钴是胰岛细胞合成胰岛素必需的微量元素，南瓜中的铬能改善糖代谢。

能量及营养素含量

每 100 克南瓜提供热量 23 千卡、蛋白质 0.7 克、脂肪 0.1 克、碳水化合物 5.3 克、膳食纤维 0.8 克。

[饮食要点]

虽然南瓜中还有能够降糖的成分，但南瓜 GI 为 75，相对其他蔬菜来说较高，因此南瓜一次不能食用过多，否则仍会升高血糖。而且南瓜一次食用过多还会引起胃灼热难受，且导致脸色不好，引起胡萝卜素黄皮症。

[食谱推荐]

银杏百合炒南瓜

【原料】南瓜 300 克、银杏、百合各 50 克、红椒 30 克。

【调料】植物油 4 克，盐、鸡精各适量。

【做法】南瓜去皮、去籽洗净，切菱形块；百合洗净，切片；红椒去蒂洗净，切片；银杏洗净备用。锅下油烧热，放入南瓜、银杏、百合，炒至八成熟时，放入红椒，加盐、鸡精炒匀。再加适量清水溜炒，起锅装盘即可。

宜 紫甘蓝

[推荐用量] 每餐 60 克

[富含的降糖成分] 铬、花青素

紫甘蓝中的花青素有助于抑制血糖上升，预防糖尿病。紫甘蓝含有铬，可以提高胰岛素活性，对血糖和血脂都有调节作用。

能量及营养素含量

每100克紫甘蓝提供热量19千卡、蛋白质1.2克、脂肪0.2克、碳水化合物6.2克、膳食纤维3克。

[饮食要点]

紫甘蓝除了颜色特别，味道也比普通甘蓝甜，可适量生食，如直接凉拌或与其他食物搭配制作成蔬菜沙拉，也可榨汁喝，营养成分不容易被破坏，也有助于排毒减肥。

[食谱推荐]

紫甘蓝沙拉

【原料】紫甘蓝 200 克、西红柿 100 克、青椒 50 克。

【调料】千岛酱 2 勺，盐适量。

【做法】青椒、西红柿洗净，紫甘蓝将叶子瓣下洗净。西红柿热水烫一下后去皮切细条，青椒、紫甘蓝切丝。三丝放入碗中，撒上适量盐拌匀，再加入千岛酱拌匀即可。

宜 山药

[血糖指数] 51

[推荐用量] 每餐 75 克（食物交换份 1/2 份）

[富含的降糖成分] 山药多糖

山药中含有的山药多糖能够增加胰岛素分泌、改善受损坏的胰岛 β 细胞功能并能清除多余的自由基，因而能够降低血糖。

能量及营养素含量

每100克山药提供热量57千卡、蛋白质1.9克、脂肪0.2克、碳水化合物12.4克、膳食纤维0.8克。

[饮食要点]

山药去皮时需戴上手套，以免山药皮中的皂角素和黏液中的植物碱引起皮肤过敏，出现红肿和痒痛现象。山药去皮后易发生氧化而变黑，可以将其放置于醋水中以防止其氧化。山药烹调时时间不宜过长，若时间过长易破坏其中的淀粉酶等营养成分，且不要用铜锅和铁锅烹制。

[食谱推荐]

山药排骨汤

【原料】山药 50 克、排骨 250 克。

【调料】葱花、姜片、盐、味精各适量，香油 3 克。

【做法】山药去皮，洗净，切滚刀块；排骨剁段，洗净，入沸水中焯去血水，捞出。锅置火上，放入焯好的排骨，加葱花、姜片和适量清水烧至排骨八成熟，倒入山药块煮熟，用盐和味精调味，淋上香油即可。

宜 芦笋

[推荐用量] 每餐 40 克

[富含的降糖成分] 香豆素、铬

芦笋含有香豆素、铬、维生素等营养成分，多吃芦笋能增加肌肉及身体组织对葡萄糖的摄取量，有效预防糖尿病。

能量及营养素含量

每100克芦笋提供热量22千卡、蛋白质1.4克、脂肪0.1克、碳水化合物4.9克、膳食纤维1.9克。

[饮食要点]

芦笋不宜生吃，也不宜存放一周以上才吃。芦笋凉拌或者热食皆可，凉拌时需先焯熟，但芦笋中的叶酸很容易被破坏，所以避免长时间高温蒸煮。芦笋含有少量嘌呤，痛风病人不宜多食。

[食谱推荐]

鲜虾芦笋

【原料】鲜海虾 100 克、芦笋 250 克。

【调料】葱花、盐、水淀粉各适量，植物油 4 克。

【做法】鲜虾洗净；芦笋洗净，切长条。炒锅倒入植物油烧至七成热，下葱花炒出香味，放入鲜海虾、芦笋和适量水翻炒至熟，用盐调味，水淀粉勾芡即可。

忌 酸白菜

酸白菜能增进食欲，其中的有效成分还可促进人体对铁的吸收，但在腌制的过程中，大白菜的许多营养素特别是维生素 C 被大量破坏，而维生素 C 具有促进胰岛素分泌、保护血管壁的功效，因此糖尿病患者不宜多吃酸白菜。

能量及营养素含量

每100克酸白菜提供热量5千卡、蛋白质0.7克、脂肪0.2克、碳水化合物2.6克。

忌 雪里蕻

雪里蕻中的膳食纤维可延缓消化速度，从而减少人体对食物的摄取量。但雪里蕻性温，久食则易积温成热，糖尿病患者多属阴虚火旺体质，故不宜多食。雪里蕻经常被腌制成咸菜食用，含盐较多，糖尿病患者忌多食盐，故不宜食用腌制后的雪里蕻。

能量及营养素含量

每100克雪里蕻提供热量24千卡、蛋白质2克、脂肪0.4克、碳水化合物4.7克、膳食纤维1.6克。

忌 芋头

芋头主要成分为淀粉，相当于我们平时吃的主食。因此，不建议糖尿病患者多吃芋头。芋头含糖量也较高，煮食后热量及糖分均会升高，易使血糖升高。

能量及营养素含量

每100克芋头提供热量79千卡、蛋白质2.2克、脂肪0.2克、碳水化合物18.1克、膳食纤维1克。

忌 菱角

菱角淀粉含量很高，极易导致餐后高血糖。菱角中钾的含量极高。糖尿病合并肾病患者极易出现高钾血症，一旦出现，将诱发心律失常和肝昏迷。故有肾病的糖尿病患者不宜食用菱角。

能量及营养素含量

每100克菱角提供热量98千卡、蛋白质4.5克、脂肪0.1克、碳水化合物21.4克、膳食纤维1.7克、钾437毫克。

忌 甜菜

甜菜含糖量较高，糖尿病患者食用后血糖会明显升高，故应尽量不吃。甜菜相较白萝卜、胡萝卜等同类根茎类蔬菜来说，热量较高，糖尿病患者应控制每日从食物中摄取的热量，科学进食，因此应少食。

> **能量及营养素含量**
>
> 每100克甜菜提供热量75千卡、蛋白质1克、脂肪0.1克、碳水化合物23.5克、膳食纤维5.9克。

忌 炸土豆片

炸土豆片中脂肪、碳水化合物含量过高，导致总能量也偏高，且由于炸土豆片松脆可口，特别容易多吃，不利于糖尿病患者血糖、血脂水平的稳定。炸土豆片中钾含量过高，肾功能不全的糖尿病患者应慎食。

> **能量及营养素含量**
>
> 每100克炸土豆片提供热量615千卡、蛋白质4克、脂肪48.4克、碳水化合物41.9克、膳食纤维1.9克、钾620毫克。

3. 水果类

大多数糖尿病患者认为水果一般含糖量较高，食后很容易升高血糖，因此不敢吃水果。但水果中含有丰富的维生素、矿物质、烟酸、胡萝卜素和膳食纤维等对人体有益的营养素，在保证糖尿病饮食总原则的前提下，是可以食用水果的。但在食用水果时有几点要注意。

有些糖含量较高的水果尽量避免食用；

血糖、尿糖居高不下暂时不要吃水果；

若超过了每日应吃食物交换份的份数，则应从主食中减去相应的份数。

宜	西瓜、樱桃、无花果、木瓜、鳄梨、柠檬
忌	黑枣、大枣、桂圆、榴莲、荔枝、甘蔗、柿子

宜 西瓜

[推荐用量] 每餐 50 克

西瓜虽然是高 GI 食物，但由于西瓜不含胆固醇和脂肪、水分多、碳水化合物含量少，使得总热量少，且富含多种人体所需的营养成分，因此糖尿病患者是可以吃西瓜的；西瓜所含水分多，利尿作用明显，对血压的降低和肾炎的治疗也有一定功效。

> **能量及营养素含量**
>
> 每100克西瓜提供热量25千卡、蛋白质0.6克、脂肪0.1克、碳水化合物5.8克、膳食纤维0.3克。

[饮食要点]

西瓜与绿茶佐以薄荷煮茶饮，具有清热解暑、生津止渴、利尿除烦作用；且利于口气清新，宜于糖尿病患者夏季饮用。西瓜不宜与蜂蜜同食，因为蜂蜜会加速西瓜所含维生素 C 的氧化，破坏其营养成分。糖尿病患者虽然可以食用西瓜，但是由于西瓜的高 GI，特别容易升高血糖，因此在食用西瓜时一定要控制量。

[食谱推荐]

西瓜黄瓜汁	【原料】西瓜肉 200 克、黄瓜 200 克。
	【做法】将西瓜和黄瓜洗净后切成块，然后将块放入榨汁机中，为防止果汁营养流失，榨汁后时间不宜过长；制作混合果汁时如没有榨汁机，也可用豆浆机替代，但需要滤去果渣。

宜 樱桃

[推荐用量] 每餐 120 克

[富含的降糖成分] 花青素苷、维生素 E

樱桃中的抗氧化剂花青素苷，能改善血管壁弹性，控制并发症发生；其中所含丰富维生素 E，可防治糖尿病肾脏并发症和心血管系统并发症。

能量及营养素含量

每 100 克樱桃提供热量 46 千卡、蛋白质 1.1 克、脂肪 0.2 克、碳水化合物 10.2 克、膳食纤维 0.3 克。

[饮食要点]

樱桃含铁较多，经常食用利于人体内铁元素的吸收，对缺铁性贫血的缓解有益。樱桃与西米煮粥食用，具有补铁生血、降糖之功用。樱桃不宜在服药时食用，因为可能会对药物的正常代谢起到干扰作用，引起不良反应。

[食谱推荐]

樱桃牛奶汁	【原料】樱桃 100 克、牛奶 480 克。
	【做法】将樱桃洗净后，去掉果核，放入榨汁机榨汁，将新鲜牛奶与果汁混合，搅拌均匀后，即可饮用。

宜 无花果

[推荐用量] 每餐 30 克

[富含的降糖成分] 酸类、酶类

无花果含有丰富的酸类及酶类，对糖尿病患者很有益，对消除疲劳、提高免疫力、恢复体能有显著功效。无花果中还含有丰富的膳食纤维，能够减缓葡萄糖的吸收，对稳定血糖有好处。

能量及营养素含量

每100克无花果提供热量59千卡、蛋白质1.5克、脂肪0.1克、碳水化合物16克、膳食纤维3克。

[饮食要点]

虽然无花果营养丰富，但其含糖量相对较高，尤其是无花果干果，因此即便吃也不能多吃，而且要尽量避免食用干果。无花果既可以鲜食，也可以烹饪菜肴。

[食谱推荐]

冬瓜鸡蛋无花果紫菜汁

【原料】无花果 30 克、冬瓜 200 克、紫菜 10 克、鸡蛋 1 枚。

【做法】冬瓜去皮切块，无花果水洗，鸡蛋打散。锅中加适量水，放入冬瓜、无花果，熬煮至熟，然后将蛋液缓缓倒入锅中，再放入紫菜即可出锅。

宜 木瓜

[推荐用量] 每餐 1/4 个

[富含的降糖成分] 蛋白分解酶、番木瓜碱

木瓜中含有的蛋白分解酶能够辅助分解蛋白质和淀粉质，降低血糖；番木瓜碱能够将脂肪分解为脂肪酸，对伴有高脂血症的糖尿病患者有帮助。

[饮食要点]

木瓜可生吃，也可与蔬菜、肉类搭配食用，且用来煲肉汤味道极佳。吃完木瓜4小时内尽量避免见阳光，以免色素沉着，因为木瓜中含有大量胡萝卜素，见光容易分解为黑色素。木瓜与山楂、草果、羊肉、豌豆、大米一起煮汤，具有消积食、散瘀血、降血糖的功效。

能量及营养素含量

每100克木瓜提供热量27千卡、蛋白质0.4克、脂肪0.1克、碳水化合物7克、膳食纤维0.8克。

[食谱推荐]

木瓜牛奶西米露

【原料】木瓜150克、西米少量、牛奶200毫升、碎冰块适量。

【做法】木瓜去皮、切块。放入果汁机中加入鲜奶，用中速搅拌几分钟即可。然后加入西米、适量冰即可。

宜 鳄梨

[推荐用量] 每餐30克

[富含的降糖成分] 单不饱和脂肪酸

鳄梨中含糖量很少，对血糖影响较小，因此适合糖尿病患者食用。鳄梨中还含有单不饱和脂肪酸，对2型糖尿病患者控制血糖有益。鳄梨中含有大量的酶，有健胃清肠的作用，并具有降低胆固醇和血脂、保护心血管和肝脏系统等重要功能。

能量及营养素含量

每100克鳄梨提供热量161千卡、蛋白质2克、脂肪15.3克、碳水化合物7.4克、膳食纤维2.1克。

[饮食要点]

鳄梨通常生食，不常用来烹制，可用来制作成沙拉食用，若在烹饪时用到鳄梨则应最后放入，防止过长时间的烹制破坏其营养成分。

[食谱推荐]

鲜贝鳄梨沙拉	【原料】鲜贝50克、鳄梨35克、番茄35克、柠檬20克、洋葱末5克。
	【调料】橄榄油5毫升，红酒醋10毫升，盐3克，意式香料2克。
	【做法】将鲜贝放入滚水中汆烫熟后取出备用。鳄梨洗净、切小块；番茄洗净、切小块备用。取一碗，挤入柠檬汁、洋葱末及所有的调味材料后一起搅拌均匀成酱汁备用。取盘，依序排入鳄梨块、番茄块及鲜贝，再将酱汁淋上即可。

宜 柠檬

[推荐用量] 每餐 1/6 个（1～2瓣）

[富含的降糖成分] 圣草枸橼苷

柠檬含有丰富的维生素及各种有机酸，能够起到调节和降低血糖的作用。柠檬还含有一种特殊的物质——圣草枸橼苷，对糖尿病合并白内障、脏器功能障碍等有辅助治疗作用。

能量及营养素含量

每100克柠檬提供热量35千卡、蛋白质1.1克、脂肪1.2克、碳水化合物6.2克、膳食纤维1.3克。

[饮食要点]

在制作粥、馒头等血糖指数较高的食物时，可以将30～50毫升的柠檬汁加入其中，每天一次，长期使用会有好的降糖效果。柠檬味酸，不宜鲜食，一般用来配菜、榨汁或泡水喝。胃溃疡、胃酸分泌过多及患有龋齿者慎食。

[食谱推荐]

柠檬 莴笋 汁	【原料】莴笋125克、苹果半个、柠檬半个。 【调料】蜂蜜2小匙，水200毫升。 【做法】莴笋洗净，切成小块；苹果洗净，去皮去核，切小块；柠檬切片挤汁备用。将以上材料放入榨汁机中，加入冰水，高速搅打均匀，滤渣后即可饮用。

忌 黑枣

黑枣性温热，助热生火，含糖量高，糖尿病患者食用后能迅速被机体吸收，所以应尽量避免食用。黑枣中钾的含量很高，并发肾病的糖尿病患者食后可能会出现高钾的情形，应慎食。

能量及营养素含量

每100克黑枣提供热量228千卡、蛋白质3.7克、脂肪0.5克、碳水化合物61.4克、膳食纤维9.2克、钾498毫克。

忌 大枣

大枣药性平和，含有多种滋补强壮成分，能促进人体新陈代谢，对血管疾病和一些过敏性疾病也都有一定疗效。但糖尿病患者不宜过量食用，因为大枣含糖量高，尤其是干枣。又由于大枣味道甘甜，很容易在不知不觉间吃多了，因此,糖尿病患者要谨慎食用。如果过量食用还会有损消化功能,造成肠胃不适。

能量及营养素含量

每100克大枣提供热量122千卡、蛋白质1.1克、脂肪0.3克、碳水化合物30.5克、膳食纤维1.9克。

忌 桂圆

桂圆果肉含全糖 12.38% ~ 22.55%，还原糖 3.85% ~ 10.16%，含糖量很高，不适合糖尿病患者食用。桂圆肉性质温热，易助热上火，加重糖尿病患者阴虚火旺的症状。

能量及营养素含量

每100克桂圆提供热量71千卡、蛋白质1.2克、脂肪0.1克、碳水化合物16.6克、膳食纤维0.4克。

忌 榴莲

榴莲含热量及糖分较高，肥胖者、糖尿病患者、高血压患者均不宜多吃，控糖效果不好的糖尿病患者最好忌食。虽然榴莲富含营养，但是当肠胃无法完全吸收时，会引起上火，且不易消化。

能量及营养素含量

每100克榴莲提供热量147千卡、蛋白质2.6克、脂肪3.3克、碳水化合物28.3克、膳食纤维1.7克。

忌 荔枝

荔枝性温，极易助热上火，加重糖尿病患者的内热症状。荔枝中含丰富的葡萄糖、果糖、蔗糖，其葡萄糖含量占糖总量的66%，因此，糖尿病患者应忌食。

能量及营养素含量

每100克荔枝提供热量70千卡、蛋白质0.9克、脂肪0.2克、碳水化合物16.6克、膳食纤维0.5克。

忌 甘蔗

甘蔗有糖蔗和果蔗两类。糖蔗用于榨糖，果蔗可供人直接鲜食。甘蔗含糖量极为丰富，其中蔗糖、葡萄糖及果糖含量高达12%，食用后易使血糖迅速升高，故糖尿病患者最好忌食。

能量及营养素含量

每100克甘蔗提供热量64千卡、蛋白质0.4克、脂肪0.1克、碳水化合物16克、膳食纤维0.6克。

忌 柿子

柿子含糖量高，主要是葡萄糖和果糖，在肠道中能被直接而快速地吸收，使血糖迅速升高。因此糖尿病患者尤其是血糖控制欠佳的糖尿病患者不宜食用。

能量及营养素含量

每100克柿子提供热量71千卡、蛋白质0.4克、脂肪0.1克、碳水化合物18.5克、膳食纤维1.4克。

4. 肉类

肉类对糖尿病患者来说也是不可缺少的，因为肉类可以给人体提供脂肪、蛋白质、氨基酸及矿物质。只要糖尿病患者能够贯彻好糖尿病患者饮食治疗的总原则并坚持适量运动，在饮食中搭配肉类对人体还是十分有好处的，可以增强体质，更有利于防止并发症的发生。

吃肉类时需要注意以下几点。

肉类食后有饱腹感，不易消化，因此最好选择在正餐吃；

尽量不要吃熏肉、烤肉等肉制品；

尽量选择鸡肉等白肉，而少选择猪肉、牛肉等红肉。

宜 乌鸡、兔肉、鸽肉

忌 腊肉、香肠、鹅肝、猪蹄、猪肝、猪肚

乌鸡

[推荐用量] 每餐 80 克

[富含的降糖成分] 低胆固醇、低脂肪，蛋白质、微量元素丰富

乌鸡肉蛋白质丰富且易消化，胆固醇和脂肪含量低，适合糖尿病患者食用。乌鸡含有较多的维生素 B_2、维生素 E，能提供糖尿病患者对环境的应激适应能力，并可清除体内自由基、保护胰岛细胞。

> **能量及营养素含量**
>
> 每100克乌鸡提供热量111千卡、蛋白质22.3克、脂肪2.3克、碳水化合物0.3克。

[饮食要点]

烹调乌鸡尽量使用砂锅来小火慢炖，而不要用高压锅，这样能最大限度释放营养成分，且味道鲜美。鸡皮脂肪含量较高，糖尿病患者尽量不要吃鸡皮。

[食谱推荐]

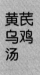
黄芪乌鸡汤

【原料】乌鸡 500 克、黄芪、枸杞适量、红枣 6 枚、冬瓜 150 克。

【调料】葱段、姜片各 5 克，盐 3 克，花椒、八角适量。

【做法】将宰杀好的乌鸡洗净、切块，焯烫洗净；将冬瓜去皮洗净，切块；黄芪、枸杞、红枣洗净。将乌鸡块、冬瓜块、黄芪、

枸杞、红枣、葱段、姜片、花椒、八角放入砂锅内，加适量水，小火炖 1.5 小时，用盐调味即可。

宜 兔肉

[推荐用量] 每餐 80 克

[富含的降糖成分] 优质蛋白质

兔肉的脂肪和胆固醇含量很低，蛋白质含量却很高，为糖尿病患者提供充足的优质蛋白质，补充因糖异生而消耗的蛋白质，防止负氮平衡，而且不会引起血糖升高。

能量及营养素含量

每100克兔肉提供热量102千卡、蛋白质19.7克、脂肪2.2克、碳水化合物0.9克。

[饮食要点]

兔肉性偏寒凉，经期女性及有四肢冰冷等明显阳虚症状者、脾胃虚寒者慎用。兔肉和大蒜合用，由于兔肉中的维生素 B_1 和蒜素结合会生成稳定的蒜硫胺素，从而提高肉中维生素 B_1 的含量，还能延长维生素 B_1 在人体内的停留时间，提高其吸收利用率。同时蒜还能纠正兔肉的寒凉之性。兔肉与黑芝麻合用能降低糖尿病并发高血压、心脑血管疾病的风险。

[食谱推荐]

芝麻兔肉

【原料】黑芝麻 15 克、兔肉 400 克。

【调料】葱段、姜片各 5 克，香油、盐各 3 克。

【做法】黑芝麻洗净，炒香备用；兔肉去皮，洗净，放入锅内，加适量水烧开，放入葱段、姜片，余去血水，撇沫后将兔肉捞出。锅内再放入清水，放兔肉用小火煮 1 小时，捞出晾凉，剁成块，装盘。锅内放香油、盐调匀，边搅边将黑芝麻放入，然后浇在兔肉上即可。

宜 鸽肉

[推荐用量] 每餐 80 克

[富含的降糖成分] 优质蛋白质

鸽肉蛋白质的含量较高，而且为优质蛋白质，氨基酸组成合理，易于人体消化吸收，能增强糖尿病患者的体质，对稳定血糖有帮助。

能量及营养素含量

每100克鸽肉提供热量201千卡、蛋白质16.5克、脂肪1.7克、碳水化合物14.2克。

[饮食要点]

鸽肉四季均可入馔，但以春天、夏初时最为肥美。欲健脑明目或进行病后和产后调补，可将乳鸽与参杞或芪杞配伍，佐以葱、姜、酒一起蒸熟食之。清蒸或煲汤能最大限度地保存鸽肉营养成分。

[食谱推荐]

清蒸鸽子肉

【原料】鸽子 250 克、枸杞子 10 克。

【调料】葱段、姜片各 10 克，盐 3 克。

【做法】宰杀好的鸽子去毛、去内脏，剁掉头和爪，洗净，放入沸水中余去血水，枸杞子洗净。把鸽子放入一个大碗中，加葱段、姜片、盐、枸杞子和适量水拌匀，上蒸锅大火蒸 1 小时，拣去葱段、姜片即可。

忌 腊肉

腊肉的脂肪含量很高，并且以饱和脂肪为主，对糖尿病患者的心血管极为不利。腊肉又是高盐食品，糖尿病患者食用后会给肾脏增加负担，对于并发肾病或高脂血症患者来说则更糟。

能量及营养素含量

每100克腊肉提供热量498千卡、蛋白质11.8克、脂肪48.8克、碳水化合物2.9克。

忌 香肠

香肠的脂肪含量很高，碳水化合物含量也较高，食用后不利于糖尿病病情的控制。香肠中含有的对健康毫无益处的色素以及添加的防腐剂，都会给原本就已患病的身体造成更多伤害。

> **能量及营养素含量**
>
> 每100克香肠提供热量508千卡、蛋白质24.1克、脂肪40.7克、碳水化合物11.2克。

忌 鹅肝

鹅肝中虽富含维生素 A，对眼部疾病有很好的食疗功效，但其胆固醇含量极高，多食易引发动脉血管粥样硬化和冠心病等糖尿病并发症。鹅肝中富含磷和钾等矿物质，有补血功效，但对于已有糖尿病肾脏并发症导致的钾、磷代谢障碍者，食用后会加重病情。

> **能量及营养素含量**
>
> 每100克鹅肝提供热量129千卡、蛋白质15.2克、脂肪3.4克、碳水化合物9.3克、胆固醇285毫克、钾336毫克、磷216毫克、维生素A 6100毫克。

忌 猪蹄

猪蹄富含胶原蛋白，是很好的、延缓衰老的美容食品。但因其热量和脂肪含量都偏高，因此糖尿病患者还是少吃为宜。

> **能量及营养素含量**
>
> 每100克猪蹄提供热量260千卡、蛋白质23.6克、脂肪17克、碳水化合物3.2克、胆固醇86毫克。

忌 猪肝

糖尿病患者往往同时伴有脂质代谢紊乱，与糖代谢紊乱相互影响，因此要以低脂饮食为主。猪肝中含有较高的胆固醇，食后会使血中胆固醇含量升高，加重脂质代谢紊乱。猪肝中还含有丰富的磷和钾，对于已有糖尿病肾脏并发症导致的钾、磷代谢障碍者，食用后会加重病情，故应忌食。

> **能量及营养素含量**
>
> 每100克猪肝提供热量129千卡、蛋白质19.3克、脂肪3.5克、碳水化合物5克、胆固醇288毫克。

忌 猪肚

糖尿病患者血糖控制不好时很容易诱发高脂血症，而猪肚中含胆固醇较高，食用后会使血中胆固醇含量升高，加重脂质代谢紊乱，从而增加发生高血压、动脉粥样硬化等心血管疾病的危险。

> **能量及营养素含量**
>
> 每100克猪肚提供热量110千卡、蛋白质15.2克、脂肪5.1克、碳水化合物0.7克、胆固醇165毫克。

5. 水产

水产类食品，尤其是海产品，如海鱼、海藻、贝类等，具有较高的营养价值，能为人体提供大量的优质蛋白、脂肪和丰富的膳食纤维，而且还含有大量人体所必需的微量元素，特别是碘元素。水产品肉质细腻，味道鲜美，容易消化，对糖尿病患者来说，适量吃一些，对稳定血糖、防止并发症很有益。

但是在吃水产品时，一次量不要吃得太多，过多就需要相应的减少主食量；可以一周吃 2 ~ 3 次海产品，且尽量一次只吃一种，以防止胆固醇超标；水产要尽量选择新鲜的食用，不新鲜的食材很多营养成分已被破坏。

宜 黄鳝、牡蛎、三文鱼、鲫鱼

忌 胖头鱼、鱼子、河虾

黄鳝

［推荐用量］每餐 100 克

［富含的降糖成分］黄鳝鱼素 A、黄鳝鱼素 B

黄鳝中所含的黄鳝鱼素 A 和黄鳝鱼素 B 能够降低血糖，恢复调节血糖的生理机能，对糖尿病患者有较好的辅助作用。黄鳝中含有丰富的不饱和脂肪酸，

> **能量及营养素含量**
>
> 每100克黄鳝提供热量89千卡、蛋白质18克、脂肪1.4克、碳水化合物1.2克。

尤其是二十碳五烯酸和二十二碳六烯酸两种，具有抗氧化能力及保护胰岛 β 细胞的作用。

［饮食要点］

黄鳝宜现杀现烹，因为黄鳝死后体内的组氨酸会很快转化为有毒物质组胺。鳝鱼体内可能含有寄生虫，因此食用时必须烹炒熟透，不宜生吃或食用半生不熟的。

吃黄鳝时可搭配莲藕。因为鳝鱼和莲藕的黏液能促进蛋白质的吸收，而且两者酸碱搭配，有利于保持人体的酸碱平衡。黄鳝与猪肉搭配，能改善气血不足的状况。

[食谱推荐]

苦瓜鳝片

【原料】黄鳝200克、苦瓜100克。

【调料】植物油6克，盐、红椒、酱油、姜丝、蒜末、料酒各适量。

【做法】鳝鱼洗净，剔骨切段，加盐、料酒腌渍；苦瓜洗净，去籽，切斜块；红椒洗净切块。起油锅，放入鳝鱼大火翻炒3分钟后盛出。另起油锅，下姜丝、蒜末、红椒、苦瓜翻炒，五成熟时下鳝鱼翻炒至熟，加盐、酱油调味即成。

宜 **牡蛎**

[推荐用量] 每餐3个

[富含的降糖成分] 丰富的矿物质

牡蛎中含有锌、铬、镁、铁等丰富的矿物质，是糖尿病患者不错的理想食物。尤其是其中含有的锌，能够增加胰岛素的敏感性，辅助治疗糖尿病。

能量及营养素含量

每100克牡蛎提供热量73千卡、蛋白质5.3克、脂肪2.1克、碳水化合物8.2克、锌9.39毫克。

[饮食要点]

牡蛎与珍珠母、粳米等一起煮粥可平肝潜阳，适宜肝阳上亢的糖尿病患者食用。牡蛎的含钠量较高，烹煮时不需再添加过量盐，以免增加心血管负荷。牡蛎与牛奶同食，能更好地补充钙质，适合老年糖尿病患者食用。

[食谱推荐]

牡蛎萝卜丝汤

【原料】白萝卜200克、牡蛎肉50克。

【调料】葱丝、姜丝各5克，盐、香油各3克。

【做法】白萝卜去根须，洗净、切丝；牡蛎肉洗净泥沙。锅置火上，加适量清水烧沸，倒入白萝卜丝煮至九成熟，放入牡蛎肉、葱丝、姜丝煮至白萝卜丝熟透，用盐调味，淋上香油即可。

宜 三文鱼

[推荐用量] 每餐 50 克

[富含的降糖成分] ω-3 不饱和脂肪酸

三文鱼是鱼类中 ω-3 不饱和脂肪酸含量特别丰富的，降低血液黏度，改善血液微循环，有助于防治糖尿病合并高血压、高血脂等心脑血管疾病。三文鱼所含的不饱和脂肪酸还能提高脑细胞的活性，增强记忆力和思维能力，有助于防止糖尿病患者并发老年痴呆症、神经系统病变。

能量及营养素含量

每100克三文鱼提供热量139千卡、蛋白质17.2克、脂肪7.8克、胆固醇68毫克。

[饮食要点]

三文鱼尽量以清蒸为主，不仅能避免其中的营养成分被破坏和流失，还能避免摄入过多的热量和油脂。三文鱼鱼子酱的胆固醇含量极高，糖尿病患者尽量少食或忌食。

[食谱推荐]

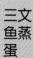
三文鱼蒸蛋

【原料】三文鱼鱼肉 50 克、鸡蛋 2 枚。

【调料】葱末、香菜末、酱油各适量，香油 3 克。

【做法】鸡蛋磕入碗中，加入少许水打散；三文鱼鱼肉洗净，切粒，倒入蛋液中，搅匀。将蛋液放入蒸锅隔水蒸至定形，取出，撒上葱末、香菜末，淋入酱油即可。

宜 鲫鱼

[推荐用量] 每餐 50 克

[富含的降糖成分] 优质蛋白质

鲫鱼所含蛋白质质优齐全，且容易消化吸收，是糖尿病患者良好的蛋白质来源。此外鲫鱼有健脾化湿、和中开胃、活血通络、温中下气的功效，对糖尿病患者有很好的滋补食疗作用。

能量及营养素含量

每100克鲫鱼提供热量109千卡、蛋白质17.7克、脂肪4.1克、碳水化合物0.5克。

[饮食要点]

鲫鱼清蒸或煮汤能更好地保留其营养成分。鲫鱼可与豆腐同食，具有清心润肺、健脾益胃的功效，可作为秋冬干燥季节的清润汤品。鲫鱼与陈皮一起煮汤食用，具有温中散寒、补脾开胃的功效，有助于改善症状。

[食谱推荐]

鲫鱼炖豆腐

【原料】鲫鱼 500 克、北豆腐 100 克。

【调料】葱花、蒜片、姜片、花椒粉、酱油、醋、盐各适量，植物油 4 克。

【做法】鲫鱼去腮、去内脏，洗净；北豆腐洗净，切块。砂锅中放植物油，待油温烧至四成热，放入鲫鱼两面煎熟，下葱花、蒜片、姜片、花椒粉炒出香味。淋入酱油和醋，放入豆腐和适量水与鲫鱼一同炖 15 分钟，用盐调味即可。

忌 胖头鱼

胖头鱼中含有大量的磷和钾，对于肾功能不全的糖尿病患者不适宜，应忌食。胖头鱼性温，属于阴虚内热之体质的糖尿病患者应少食为宜，并发皮肤瘙痒的患者应忌食。

能量及营养素含量

每100克胖头鱼提供热量100千卡、蛋白质15.3克、脂肪2.2克、碳水化合物4.7克、磷180毫克、钾229毫克。

忌 鱼子

鱼子含胆固醇较高，过多摄入会导致糖尿病患者脂质代谢紊乱，使脂肪更多地转化为血糖，而使血糖升高，所以糖尿病患者不宜吃鱼子。

能量及营养素含量

每100克鱼子提供热量201千卡、蛋白质9.6克、脂肪7.1克、碳水化合物24.7克、胆固醇460毫克。

忌 河虾

河虾虽富含蛋白质、钙、磷、钾、镁等多种营养素，有补肾益气之功效，但胆固醇含量较高，多食易致动脉血管粥样硬化，引发心脑血管并发症。

能量及营养素含量

每100克河虾提供热量87千卡、蛋白质16.4克、脂肪2.4克、胆固醇240毫克。

6. 宜食的菌藻及豆类

宜 | 香菇、猴头菇、黑木耳、银耳、紫菜、海带、红小豆、黑豆

宜 香菇

[推荐用量] 每餐4朵

[富含的降糖成分] 香菇多糖

香菇中含有的香菇多糖能够调节糖代谢、改善糖耐量，促进肝糖原合成，减少肝糖原分解，从而降低血糖，减轻糖尿病症状。

能量及营养素含量

每100克香菇提供热量19千卡、蛋白质2.2克、脂肪0.3克、碳水化合物5.2克。

[饮食要点]

香菇中嘌呤含量较高，有痛风史的糖尿病患者宜少食。无论是鲜还是干的香菇，都不要浸泡太长时间，否则会损失大量营养。

[食谱推荐]

香菇油菜

【原料】干香菇50克、油菜150克。

【调料】葱花5克、盐3克、植物油10克、鸡精少许。

【做法】油菜择洗干净，干香菇用清水泡发，洗净、去蒂，入沸水中焯透、捞出切片。炒锅置火上，倒入植物油烧至七成热，放葱花炒香，放入油菜和香菇片翻炒至熟，用盐和鸡精调味即可。

宜 猴头菇

[推荐用量] 每餐 30 克

[富含的降糖成分] 猴头菇多糖、不饱和脂肪酸

猴头菇所含的猴头菇多糖有明显的降血糖功效。含有丰富的不饱和脂肪酸，有利于血液循环，能降低血胆固醇含量，是糖尿病并发心血管疾病患者的理想食品。

能量及营养素含量

每100克猴头菇提供热量13千卡、蛋白质2克、脂肪0.2克、碳水化合物4.9克、膳食纤维4.2克。

[饮食要点]

猴头菇不管是干品还是鲜品，在食用前都先要用盐水浸泡几个小时，以去除其苦味。猴头菇与娃娃菜煮汤有健脾益气、促进消化的作用，能帮助改善糖尿病患者胃肠不适、神经衰弱的症状。猴头菇用黄芪、山药等煲汤，有滋补肝肾、益气养血的功效。

[食谱推荐]

猴头菇炖鸡

【原料】猴头菇 100 克、鸡肉 500 克。

【调料】葱花、盐各适量，植物油 4 克。

【做法】宰杀并收拾好的鸡洗净，切成小块；猴头菇洗净。炒锅倒入植物油烧至七成热，下葱花炒出香味，放入鸡块翻炒变白，加猴头菇和适量水炖熟，用盐调味即可。

宜 黑木耳

[推荐用量] 每餐 50 ~ 70 克（水发）

[富含的降糖成分] 多糖成分、钾

黑木耳中的多糖，通过减少胰岛 β 细胞的损害或是通过增强受损的胰岛 β 细胞的功能来降低血糖、提高糖尿病患者的血糖耐量。黑木耳中还含有丰富的钾，对糖尿病合并高血压患者有辅助治疗作用。

能量及营养素含量

每100克黑木耳提供热量205千卡、蛋白质12.1克、脂肪1.5克、碳水化合物65.6克、膳食纤维2.6克。

[饮食要点]

黑木耳滋润，易滑肠，患有慢性腹泻的人应慎食。发霉及有腐败味的黑木耳食用后会导致中毒，因此要谨防食用。黑木耳有活血抗凝的作用，有出血倾向的人不宜食用。

干木耳宜用温水泡发，或用烧开的米汤泡发，可使木耳肥大松软，味道鲜美。

[食谱推荐]

黑木耳炒西芹	【原料】水发黑木耳50克、西芹250克。 【调料】葱花、花椒粉、盐、鸡精各适量，植物油4克。 【做法】水发黑木耳择洗干净，撕成小块；西芹择洗干净，切段。炒锅倒入植物油烧至七成热，下葱花、花椒粉炒出香味，放入西芹和木耳炒熟，用盐和鸡精调味即可。

宜 银耳

[推荐用量] 每餐 15 克

[富含的降糖成分] 银耳多糖、膳食纤维

银耳中含有的银耳多糖能够增强糖尿病患者体内胰岛素的降糖活性，有利于糖尿病患者控制血糖。银耳中的膳食纤维含量也很丰富，能够减缓食物中糖分的摄入，有利于稳定血糖。

[饮食要点]

银耳宜与百合同食，可滋阴润肺。银耳宜用开水泡发，泡发后应去掉不能发开的部分。

> **能量及营养素含量**
>
> 每100克银耳提供热量200千卡、蛋白质10克、脂肪1.4克、碳水化合物67.3克、膳食纤维30.4克。

[食谱推荐]

银耳枸杞汤

【原料】干银耳30克、枸杞20克。

【做法】将银耳泡发后洗净，枸杞洗净泡发。再将泡软的银耳切成小朵。锅中加水烧开，下入银耳、枸杞煮开即可。

宜 紫菜

[推荐用量] 每餐15克

[富含的降糖成分] 紫菜多糖、硒

紫菜含有的紫菜多糖能显著降低空腹血糖。紫菜中含有丰富的硒，能促进细胞对糖的摄取，具有调节糖代谢的生理活性。

> **能量及营养素含量**
>
> 每100克紫菜提供热量207千卡、蛋白质26.7克、脂肪1.1克、碳水化合物1.1克、膳食纤维21.6克。

[饮食要点]

紫菜中含有少量泥沙，烹调前应用清水泡发，并换一两次水。紫菜中牛磺酸的合成需要维生素 B_6 的参与，而甘蓝富含维生素 B_6，两者搭配食用，能发挥更好的功效。

[食谱推荐]

紫菜蛋花汤

【原料】干紫菜25克、鸡蛋1枚、虾皮少许。

【调料】葱花、香菜段、盐各适量，香油3克。

【做法】紫菜撕碎，放入汤碗内；虾皮用开水泡软；鸡蛋磕入碗内，打散。炒锅倒香油烧至七成热，下葱花炒出香味，加水和虾皮，用小火煮沸，调入盐，淋入蛋液，放入香菜段，冲入汤碗即可。

宜 海带

[推荐用量] 每餐 150 ~ 200 克（水发）

[富含的降糖成分] 有机碘、海带多糖

海带含有大量的有机碘，可促进胰岛素及肾上腺皮质激素的分泌和葡萄糖在肝脏、肌肉组织中的代谢，进而降低血糖。植物多糖具有调节血糖的功能，海带多糖是其中一种。

能量及营养素含量

每100克海带提供热量12千卡、蛋白质1.2克、脂肪0.1克、碳水化合物2.1克、膳食纤维0.9克。

[饮食要点]

海带性寒下气，一次不宜食用太多，且胃虚寒者忌食。患有甲亢的患者也不要吃海带，因为海带中碘含量丰富，会加重病情。食用海带前宜用温水泡发，且应浸泡 3 个小时以上，但最好别超过 5 个小时。

[食谱推荐]

蒜泥海带丝

【原料】水发海带 100 克。

【调料】盐、味精、蒜泥、香菜末各适量，香油 2 克。

【做法】水发海带洗净，煮熟，切成细丝，装盘。在海带丝中加盐、味精、蒜泥、香菜末和香油，调味、搅拌均匀即可。

宜 红小豆

[推荐用量] 每餐 30 克

[富含的降糖成分] 膳食纤维、皂角苷、微量元素

红小豆含有丰富的膳食纤维，不仅可以润肠通便，还能防止餐后高血糖的出现，有助于稳定血糖。红小豆还含有较多的皂角苷及丰富的微量元素，对糖尿病并发心脏病、肾病水肿均有较好的疗效。

能量及营养素含量

每100克红小豆提供热量309千卡、蛋白质20.2克、脂肪0.6克、碳水化合物63.4克、膳食纤维7.7克。

[饮食要点]

红小豆适宜煮粥或是做豆馅。做之前先把红小豆浸泡一夜再煮，这样豆子易煮烂。红小豆有利尿作用，因此尿频者宜少食。红小豆不宜与动物肝脏搭配食用，容易引起中毒。红小豆与相思子二者外形相似，均有红豆的别名。相思子外形特征是半粒红半粒黑，过去曾把相思子当作红小豆食用而引起中毒，食用时不可混淆。

[食谱推荐]

红小豆粥

【原料】红小豆 30 克、粳米 50 克。

【做法】将红小豆洗净后浸泡一夜备用。将浸泡好的红小豆和粳米一起放入锅中加水适量熬煮至粥黏稠即可。

宜 黑豆

[血糖指数] 55

[推荐用量] 每餐 30 克

[富含的降糖成分] 黑豆红花色苷、不饱和脂肪酸、膳食纤维

黑豆皮中所含的色素黑豆红是重要的生物活性物质之一，其中的主要成分花色苷能显著降低血糖，并能提高血中胰岛素的含量。黑豆所含脂肪中不饱和脂肪酸含量很高，有助于预防糖尿病患者并发高血脂、高血压等心脑血管疾病。黑豆中膳食纤维含量很高，能有助于稳定血糖。

> **能量及营养素含量**
>
> 每100克黑豆提供热量381千卡、蛋白质33.6克、脂肪15.9克、碳水化合物33.6克、膳食纤维10.2克。

[饮食要点]

黑豆可煮汤、炖食、浸酒，也可以做豆腐吃。黑豆较难消化，消化功能不良者要尽量少食，否则易引起腹泻。吃黑豆最好不要剥皮，黑豆皮中的色素是重要的生物活性物质。

[食谱推荐]

黑豆排骨汤	【原料】猪大排500克、黑豆50克。 【调料】盐适量。 【做法】黑豆洗净，用清水浸泡4个小时，或放入冰箱浸泡一晚。排骨冷水下锅，水沸后撇去浮沫，捞出排骨。砂锅中水煮至将滚时，放入排骨、黑豆，大火煮沸，小火继续煮2～3个小时，加盐调味即可。

7. 其他忌食食物

 忌　蜜饯、松花蛋、油面筋、猪油、黄油、可乐、冰激凌

忌 蜜饯

蜜饯因为在加工中少不了糖渍这一步，所以通常含糖量都很高，且所含的都属于升糖快且高的单糖，故不适宜糖尿病患者食用。不少蜜饯中还会添加很多盐分和各种甜味剂、防腐剂和色素等添加剂，对已有肝肾疾病、癌症或具有潜在发生可能的糖尿病患者则更不适应。

> **能量及营养素含量**
>
> 每100克蜜饯提供热量329千卡、蛋白质0.8克、脂肪0.6克、碳水化合物82克、膳食纤维1.8克。

忌 松花蛋

松花蛋中胆固醇含量高，糖尿病患者食用后会使血中胆固醇含量升高，加重脂质代谢紊乱，容易诱发高血压、冠心病等并发症。松花蛋中含磷量也较高，这会加重糖尿病患者的肾脏负担，故应忌食。松花蛋里面含有一定量的铅，如果食用过多会很容易导致贫血症状并有可能引起免疫力低下的现象。

> **能量及营养素含量**
>
> 每100克松花蛋提供热量178千卡、蛋白质14.8克、脂肪10.6克、碳水化合物5.8克、胆固醇595毫克。

忌 油面筋

油面筋虽然氨基酸含量丰富，但由于其为油炸品，食用过多会导致糖尿病患者血脂升高，尤其是肥胖型糖尿病患者不宜多吃。

> **能量及营养素含量**
>
> 每100克油面筋提供热量490千卡、蛋白质26.9克、脂肪25.1克、碳水化合物40.4克、膳食纤维1.3克。

忌 猪油

猪油含有大量的饱和脂肪酸和胆固醇，饱和脂肪酸能促进人体对胆固醇的吸收，使血中胆固醇升高。且饱和脂肪酸与胆固醇容易结合并沉积于血管壁，导致动脉硬化，增加糖尿病患者伴发高血压、冠心病等疾病的风险，故糖尿病患者不宜吃猪油。

能量及营养素含量

每100克猪油提供热量827千卡、脂肪88.7克、碳水化合物7.2克、胆固醇110毫克。

忌 黄油

黄油所含饱和脂肪酸占总脂肪量的70.5%，食用易引起动脉血管粥样硬化和血液中酮体含量升高，并发心血管疾病，故糖尿病患者不宜食用。

能量及营养素含量

每100克黄油提供热量888千卡、蛋白质1.4克、脂肪98克、胆固醇296毫克。

忌 可乐

可乐的高热量低营养加大了肥胖的风险，而无论是对糖尿病患者还是对患肾病、冠心病、高脂血症、高血压患者来说，均不宜喝可乐。可乐的热量来源是精制糖，会造成血糖快速升高。另外，可乐中的磷酸、咖啡因均会增加人体钙的流失，威胁着糖尿病患者的骨骼健康。

能量及营养素含量

每100克可乐提供热量43千卡、蛋白质0.1克、碳水化合物10.8克、钙3毫克、钠4毫克。

忌 冰激凌

冰激凌的添加剂中一般含有植物奶油，也就是所谓的反式脂肪酸，可升高低密度脂蛋白胆固醇，降低高密度脂蛋白胆固醇。因此可以说，食用冰激凌增加了糖尿病患者患冠心病的风险。

能量及营养素含量

每100克冰激凌提供热量127千卡、蛋白质2.4克、脂肪5.3克、碳水化合物17.3克。

8 | 第八章
不同热量食谱推荐

若有些患者想节省时间，不想自己一点点地来制作食谱了，下面我们给出了常用热量的食谱。糖尿病患者计算出自己每日所需总热量后，从下面选择相应热量后的食谱，并以此为基础进行适当微调，以适应自己的饮食习惯即可。

1. 1200千卡热量食谱

食谱A

早餐	
鸡蛋灌饼1枚（油饼50克、带壳鸡蛋60克）	谷薯类2份、肉蛋豆类1份
豆浆250克	浆乳类0.6份
拌白菜心（白菜心100克）	蔬果类0.2份
盐2克、烹调油3克	
午餐	
米饭（大米130克）	谷薯类2份
红烧兔肉（兔肉100克）	肉蛋豆类1份
炒南瓜丝（南瓜150克）	蔬果类0.4份
盐2克、植物油9克	
晚餐	
原味烧饼（面粉50克）	谷薯类2份
红烧鲢鱼（鲢鱼80克）	肉蛋豆类1份
清炒蘑菇（蘑菇40克）	蔬果类0.4份
无糖酸奶120克	浆乳类0.9份
盐2克、植物油8克	
合计	谷薯类6份、蔬果类1份、肉蛋豆类3份、浆乳类1.5份、油脂2份

食谱 B

早餐	
馒头（面粉70克）	谷薯类2份
牛奶250克	浆乳类1.5份
番茄炒蛋（番茄100克、带壳鸡蛋60克）	蔬果类0.2份、肉蛋豆类1份
盐2克、烹调油3克	
午餐	
米饭（大米130克）	谷薯类2份
虾仁炒丝瓜（丝瓜100克、虾仁80克）	蔬果类0.2份、肉蛋豆类1份
蒜蓉茄子（茄子100克）	蔬果类0.2份
盐2克。植物油9克	
晚餐	
荞麦饭（大米30克、荞麦20克）	谷薯类2份
鸡片炒菜花（鸡胸肉50克、菜花140克）	肉蛋豆类1份、蔬果类0.4份
盐2克、植物油8克	
合计	谷薯类6份、蔬果类1份、肉蛋豆类3份、浆乳类1.5份、油脂2份

2. 1400千卡热量食谱

食谱 A

早餐	
馒头（面粉75克）	谷薯类3份
豆浆250克	浆乳类0.6份
茶鸡蛋1枚（带壳鸡蛋60克）	肉蛋豆类1份
午餐	
米饭（大米75克）	谷薯类3份
炒芥蓝（芥蓝200克）	蔬果类0.4份
卤鸡翅（鸡翅50克）	肉蛋豆类1份
盐2克、植物油10克	
晚餐	
玉米碴粥（大米25克、玉米碴25克）	谷薯类2份
烧双笋（春笋100克、莴笋100克）	蔬果类0.4份
兔肉烧土豆（土豆150克、兔肉100克）	肉蛋豆类1份、蔬果类1份
盐2克、植物油10克	
睡前半小时加餐	
橘子100克	蔬果类0.2份
牛奶150克	浆乳类0.9份
合计	谷薯类8份、蔬果类1份、肉蛋豆类3份、浆乳类1.5份、油脂2份

食谱 B

早餐	
花卷（面粉75克）	谷薯类3份
牛奶250克	浆乳类1.5份
绿豆粥（绿豆15克、大米35克）	谷薯类2份
鸡蛋炒蒜薹（蒜薹100克、鸡蛋1枚）	蔬果类0.2份、肉蛋豆类1份
盐2克、烹调油6克	
午餐	
米饭（大米75克）	谷薯类3份
清炒木耳菜（木耳菜100克）	蔬果类0.2份
冬瓜火腿汤（火腿20克、冬瓜100克）	肉蛋豆类1份、蔬果类0.2份
盐2克、植物油8克、芝麻油2克	
晚餐	
玉米面窝头（玉米面25克、面粉25克）	谷薯类2份
鸭肉煲（鸭肉50克、笋干20克、芋头10克）	肉蛋豆类1份、蔬果类0.2份
盐2克、植物油4克	
睡前半小时加餐	
西瓜100克	蔬果类0.2份
合计	谷薯类8份、蔬果类1份、肉蛋豆类3份、浆乳类1.5份、油脂2份

3. 1600千卡热量食谱

食谱 A

早餐	
小馄饨10个（青菜叶25克、肉10克）	肉蛋豆类0.2份、蔬果类0.05份
牛奶250克	浆乳类1.5份
杂面馒头（面粉40克、豆面10克）	谷薯类2份
拌青笋丝（青笋100克）	蔬果类0.2份
盐1克、芝麻油3克	
午餐	
米饭（大米75克）	谷薯类3份
杂面窝头（面粉12.5克、玉米面12.5克）	谷薯类1份
肉丝炒蒿子（蒿子秆100克、瘦猪肉50克）	蔬果类0.2份、肉蛋豆类1份
番茄鸡蛋汤（番茄50克、香菜5克、鸡蛋20克）	蔬果类0.1份、肉蛋豆类0.3份
盐2克、植物油9克	
晚餐	
米饭（大米75克）	谷薯类3份
鸡蛋炒丝瓜（丝瓜150克、鸡蛋1枚）	蔬果类0.3份、肉蛋豆类1份
肉末大白菜（白菜100克、瘦猪肉25克）	蔬果类0.2份、肉蛋豆类0.5份
盐2克、植物油8克	
睡前半小时加餐	
麦片粥（燕麦片25克）	谷薯类1份
合计	谷薯类10份、蔬果类1份、肉蛋豆类3份、浆乳类1.5份、油脂2份

食谱 B

早餐	
面包70克	谷薯类2份
牛奶250克	浆乳类1.5份
荷包蛋1个（带壳鸡蛋60克）	肉蛋豆类1份
洋葱拌木耳（洋葱25克、木耳25克）	蔬果类0.2份
盐1克、烹调油3克	
午餐	
莜麦面条（莜麦面75克）	谷薯类3份
清炒山药（山药30克）	蔬果类0.2份
羊肉白菜煲（白菜150克、羊肉50克）	蔬果类0.3份、肉蛋豆类1份
盐2克、植物油9克	
晚餐	
玉米面窝头（玉米面25克、面粉50克）	谷薯类3份
大米粥1碗（大米25克）	谷薯类1份
清蒸鲈鱼（鲈鱼80克）	肉蛋豆类1份
凉拌莴苣（莴苣150克）	蔬果类0.3份
盐2克、植物油8克	
睡前半小时加餐	
玉米碴粥（玉米碴25克）	谷薯类1份
合计	谷薯类10份、蔬果类1份、肉蛋豆类3份、浆乳类1.5份、油脂2份

4. 1800千卡热量食谱

食谱 A

早餐	
龙须面75克	谷薯类3份
豆浆400克	浆乳类1份
凉拌苦瓜（苦瓜100克）	蔬果类0.2份
盐1克、烹调油3克	
午餐	
荞麦面馒头（荞麦面100克）	谷薯类4份
青椒肉丝（青椒80克、瘦猪肉50克）	蔬果类0.2份、肉蛋豆类1份
蒜蓉茄子（茄子150克）	蔬果类0.3份
盐2克、植物油9克	
晚餐	
玉米面窝头（玉米面25克、面粉25克）	谷薯类2份
小米红豆粥（小米40克、红小豆10克）	谷薯类2份
醋熘白菜（白菜100克）	肉蛋豆类1份
西兰花炒带子（西兰花150克、带子80克）	蔬果类0.3份、肉蛋豆类1份
盐2克、植物油8克	
睡前半小时加餐	
牛奶麦片粥（燕麦片25克、牛奶80克）	谷薯类1份、浆乳类0.5份
合计	谷薯类12份、蔬果类1份、肉蛋豆类3份、浆乳类1.5份、油脂2份

食谱 B

早餐	
红豆包（面粉50克、红小豆25克）	谷薯类3份
牛奶250克	浆乳类1.5份
咸鸭蛋1枚	肉蛋豆类1份
拌黄瓜丝（黄瓜100克）	蔬果类0.2份
盐1克、芝麻油3克	
午餐	
玉米面窝头（玉米面50克、面粉50克）	谷薯类4份
木耳炒芹菜（芹菜75克、木耳25克）	蔬果类0.2份
西湖牛肉羹（西葫芦150克、牛肉50克）	蔬果类0.3份、肉蛋豆类1份
盐2克、植物油9克	
晚餐	
米饭（大米50克）	谷薯类2份
小米绿豆粥（小米25克、绿豆25克）	谷薯类2份
冬瓜排骨汤（排骨50克、冬瓜100克）	肉蛋豆类1份、蔬果类0.2份
凉拌海带丝（海带50克）	蔬果类0.1份
盐2克、植物油8克	
睡前半小时加餐	
麦片粥（燕麦片25克）	谷薯类1份
合计	谷薯类12份、蔬果类1份、肉蛋豆类3份、浆乳类1.5份、油脂2份

5. 2000千卡热量食谱

食谱A

早餐	
无糖蛋糕（面粉100克）	谷薯类4份
脱脂牛奶250克	浆乳类1.5份
茶叶蛋1枚（带壳鸡蛋60克）	肉蛋豆类1份
生番茄100克	蔬果类0.2份
午餐	
燕麦饭（大米75克、燕麦片25克）	谷薯类4份
烧鳝鱼（鳝鱼80克）	肉蛋豆类1份
酸辣魔芋（魔芋75克、花生米25克）	蔬果类0.5份、油脂1份
盐3克、植物油6克	
晚餐	
发面饼（面粉50克）	谷薯类2份
紫米粥1碗（紫米50克）	谷薯类2份
青菜豆腐汤（南豆腐150克、青菜100克）	肉蛋豆类1份、蔬果类0.2份
凉拌海带丝（海带50克）	蔬果类0.1份
盐3克、植物油4克	
睡前半小时加餐	
麦片粥（燕麦片50克）	谷薯类2份
合计	谷薯类14份、蔬果类1份、肉蛋豆类3份、浆乳类1.5份、油脂2份

食谱 B

早餐	
蒸饺（面粉100克、虾仁80克、韭菜100克）	谷薯类4份、肉蛋豆类1份、蔬果类0.2份
豆腐脑200克	浆乳类1份
盐2克、花生油6克	
午餐	
牛肉面（挂面100克、牛肉50克、菠菜150克）	谷薯类4份、肉蛋豆类1份、蔬果类0.3份
炒豆角（豆角50克）	蔬果类0.2份
无糖酸奶65克	浆乳类0.5份
盐2克、植物油6克	
晚餐	
米饭（大米50克）	谷薯类2份
玉米面粥1碗（玉米面50克）	谷薯类2份
焖甲鱼（甲鱼80克）	肉蛋豆类1份
洋葱拌木耳（洋葱50克、木耳25克）	蔬果类0.3份
盐2克、植物油8克	
睡前半小时加餐	
苏打饼干50克	谷薯类2份
合计	谷薯类14份、蔬果类1份、肉蛋豆类3份、浆乳类1.5份、油脂2份

6. 2200千卡热量食谱

食谱 A

早餐	
馒头片（面粉100克）	谷薯类4份
牛奶250克	浆乳类1.5份
茶叶蛋1枚	肉蛋豆类1份
生黄瓜100克	蔬果类0.2份
上午加餐	
苏打饼干50克	谷薯类2份
午餐	
葱油饼（面粉100克）	谷薯类4份
蒜香茼蒿（茼蒿200克）	蔬果类0.4份
红烧黑鱼（黑鱼80克）	肉蛋豆类1份
盐3克、植物油10克	
下午加餐	
猕猴桃40克	蔬果类0.2份
晚餐	
清汤水饺（面粉100克、青菜叶100克、肉25克）	谷薯类4份、蔬果类0.2份、肉蛋豆类1份
盐3克、植物油10克	
睡前半小时加餐	
咸面包70克	谷薯类2份
合计	谷薯类16份、蔬果类1份、肉蛋豆类3份、浆乳类1.5份、油脂2份

食谱 B

早餐	
麻酱烧饼（面粉100克、麻酱5克）	谷薯类4份、油脂0.3份
豆浆200克	浆乳类0.5份
蒸蛋羹（带壳鸡蛋60克）	肉蛋豆类1份
拌苋菜（苋菜100克）	蔬果类0.2份
上午加餐	
咸面包70克	谷薯类2份
午餐	
米饭130克	谷薯类2份
红豆沙50克	谷薯类2份
肉片炒杏鲍菇（杏鲍菇40克、猪肉25克）	蔬果类0.4份、肉蛋豆类1份
无糖酸奶130克	浆乳类1份
盐3克、植物油7克	
下午加餐	
橙子40克	蔬果类0.2份
晚餐	
高粱米饭（大米75克、高粱米25克）	谷薯类4份
炝萝卜丝（白萝卜60克、胡萝卜10克）	蔬果类0.2份
红烧鸡块（鸡肉50克）	肉蛋豆类1份
盐3克、植物油10克	
睡前半小时加餐	
无糖蛋糕（面粉50克）	谷薯类2份
合计	谷薯类16份、蔬果类1份、肉蛋豆类3份、浆乳类1.5份、油脂2份

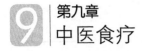

1. 药食同源的中药

中医学中应用的很多药物都是药食同源的，也就是既可以作为药物治疗疾病，也可以作为食物强身健体。我们在日常生活中就可以应用这些药物，制作具有一定功效的药膳来食用。现代药理研究已发现，许多药食同源的药物对糖尿病有一定的治疗作用，下面就来看看都有哪些药物，平时可以怎么食用吧。

(食) 人参

[对糖尿病有益的成分] 人参皂苷、人参多糖、人参水提物

现代药理研究表明，人参中含有的人参皂苷，通过抑制食欲和肠道葡萄糖与脂肪的吸收，影响糖脂代谢通路，增加能量消耗，调节过氧化物酶体增生物激活受体 γ 活性和表达等途径，表现出明显的抗糖尿病作用。

[功效] 大补元气、固脱生津、安神益智

[用法] 泡、炖、蒸、焖、煨、煮、熬

[饮食要点]

阴虚阳亢骨蒸潮热、咳嗽吐衄，肺有实热或痰气壅滞的咳嗽，肝阳上升、目赤头晕，以及一切火郁内实之证均忌服。

[食谱推荐]

鸡参汤烧平菇	【原料】生晒参 10 克、北沙参 50 克、鸡汤 1000 克、平菇 500 克。
	【调料】植物油 10 克、蒜片 20 克、胡椒粉 2 克、盐 3 克、

水淀粉 20 克。

【做法】将生晒参、北沙参用凉水洗净后放入盛鸡汤的砂锅中，文火熬烂；将平菇洗净撕成片；烧锅置中火，放入蒜片、平菇，加入鸡参汤、盐、胡椒粉，烧至平菇熟后，用水淀粉勾薄芡，盛入大碗中。

食 枸杞

[对糖尿病有益的成分] 枸杞多糖

枸杞多糖可通过增加脂联素基因 mRNA 表达，改善 2 型糖尿病患者脂代谢紊乱，降低胰岛素抵抗。

[功效] 滋补肝肾、明目、润肺

[用法] 浸泡、煎、煮、熬

[饮食要点]

脾虚便溏者慎服。

[食谱推荐]

枸杞核桃仁鸡丁

【原料】枸杞子 90 克、核桃仁 100 克、仔鸡丁 500 克、肉骨汤 100 克、

【调料】食盐 3 克、味精 0.5 克、芝麻油、植物油适量、湿淀粉适量、姜葱蒜适量、胡椒粉 1 克。

【做法】枸杞挑选后洗净；核桃仁用开水泡后去皮，将去皮后的核桃仁在热油锅内炸透，兑入枸杞子即起锅沥油；将鸡肉切成 1 厘米见方的鸡丁，用食盐、味精、胡椒粉、肉骨汤、芝麻油、湿淀粉调成汁，用部分汁将鸡丁拌匀并放置 15 分钟；将植物油烧至六七成热，投入鸡丁，快速滑透，倒入漏勺内沥油；热油锅

内留油少量,下姜片、蒜片和葱段稍煸,再投入鸡丁,接着倒入汁,速炒,随即投入核桃仁、枸杞子,炒匀、起锅、装盘。

食 杜仲

[对糖尿病有益的成分] α-葡萄糖苷酶抑制成分

从杜仲可分离的成分中能得到 5 种 α-葡萄糖苷酶抑制成分,它们可以阻碍或延迟葡萄糖的生成以及肠道的吸收,从而维持体内适当的血糖值,具有较好的降血糖作用。

[功效] 补肝肾、强筋骨、安胎

[用法] 煎汤,6 ~ 15 克;浸酒或入丸、散

[饮食要点]

阴虚火旺者慎服或配伍其他滋阴清热药服用。

[食谱推荐]

杜仲大枣芹菜粥

【原料】杜仲 10 克、大枣 5 枚、芹菜 200 克、薏苡仁、稻米各 50 克、高汤 800 克。

【做法】将杜仲洗净、切成细粒后烘干、打成细粉;薏苡仁和稻米淘洗干净,加汤熬成稀粥时,加入杜仲粉和洗净、切碎的芹菜,再煮沸 5 分钟即可。

食 黄芪

[对糖尿病有益的成分] 黄芪多糖

中药黄芪可通过增加糖原合成酶活性、胰岛素受体底物活性、蛋白激酶 B 和蛋白激酶 C 活性,使骨骼肌、心肌组织葡萄糖转运蛋白 -4 水平增加,使糖原合成酶活性增加而发挥增加胰岛素敏感性、降低血糖的作用。

[功效] 补气升阳、益卫固表、托毒生肌、利水消肿

[用法] 浸泡、炖、蒸、焖、煮、熬

[饮食要点]

表实内盛、内有积滞、阴虚阳亢、疮疡阳症、实证，不宜使用。

[食谱推荐]

鲫鱼黄芪汤	【原料】鲫鱼 500 克、黄芪 30 克、鸡汤 500 克、水发玉兰片 50 克、番茄片 50 克。 【调料】料酒 50 克、葱段 50 克、姜片 50 克、酱油 25 克、盐 1 克、胡椒粉 2 克。 【做法】将黄芪用清水洗净，横切成薄片后加入鸡汤 500 毫升中，文火熬 1 个小时，弃黄芪片，留鸡汤炖鱼用；将两尾各约 250 克的鲫鱼宰杀后去腮、鳞、内脏，洗净，用刀在鱼的两肋面划口数条，用料酒、盐、姜片、葱段、酱油等码味 20 分钟；将备用的黄芪鸡汤烧开，加入水发玉兰片、味精及番茄片和剩余佐料，煮沸后加入已码味的两尾鲫鱼，加盖煮沸 5 分钟。

食 罗汉果

[对糖尿病有益的成分] 罗汉果皂苷

罗汉果皂苷提取物可通过减弱胰岛 β 细胞的损伤或改善受损伤细胞的功能、降血脂、恢复肝脏抗氧化能力来治疗糖尿病。罗汉果中还存在三萜苷类非糖甜味物质，其甜度比食糖约甜 300 倍，这种物质是糖尿病患者的一种最理想的食用药物。

[功效] 清肺利咽、化痰止咳、润肠通便

[用法] 泡、炖、蒸、焖、煮、熬

[饮食要点]

脾胃虚寒者不宜多服。

[食谱推荐]

<table>
<tr><td rowspan="1">罗汉果烧兔肉</td><td>

【原料】罗汉果 1 个、兔肉 300 克、莴苣 100 克。

【调料】料酒、姜、葱、酱油各 10 克，盐 4 克，味精 3 克，高汤 300 克，植物油 50 克。

【做法】将罗汉果洗净，打破；兔肉洗净，切成 3 厘米见方的块；莴苣去皮，切成 3 厘米见方的块；姜切片，葱切段。将炒锅置火上烧热，加入植物油，烧至六成热时，下入姜、葱爆香，再下入兔肉、罗汉果、莴苣、料酒、酱油、盐、味精、高汤烧熟即成。

</td></tr>
</table>

食 石斛

[对糖尿病有益的成分] 石斛多糖

迭鞘石斛多糖能降低糖尿病患者空腹血糖，增强糖耐量，因而具有明显的降血糖作用。

[功效] 益胃生津、滋阴清热

[用法] 煎汤，6 ～ 15 克，鲜品加倍；或入丸、散，或熬膏

[饮食要点]

温热病早期阴未伤者、湿温病未化燥者、脾胃虚寒者均禁服。

[食谱推荐]

<table>
<tr><td rowspan="1">石斛荠菜烧豆腐</td><td>

【原料】荠菜 200 克、豆腐 200 克、石斛 10 克、

【调料】姜片 10 克、蒜片 20 克、葱节 20 克，盐 3 克，植物油 10 克，高汤 150 克。

【做法】将鲜嫩荠菜择洗干净，切碎；豆腐洗净，切成 3 厘米见方小块；石斛洗净，切成细粒，置搅拌机中打成茸泥。将植物油放锅内烧至六成热时，放姜、蒜、葱炒香，放入高汤约

</td></tr>
</table>

150 克煮沸，加入豆腐小块和盐焖 10 分钟，加入石斛茸泥和荠菜末烧熟，翻匀，盛于盘中即成。

食 黄精

[对糖尿病有益的成分] 黄精多糖

黄芪多糖可抑制链脲佐菌素所致胰腺的免疫损伤及自由基损伤，从而改善胰岛的分泌功能，还能升高血浆胰岛素及 C 肽水平，因而能降低糖尿病患者血糖和糖化血红蛋白水平。

[功效] 润肺滋阴、补脾益气

[用法] 浸泡、炖、蒸、煮、熬

[饮食要点]

中寒泄泻、痰湿痞满气滞者禁服。

[食谱推荐]

黄精炖猪瘦肉

【原料】猪肉（瘦）200 克、黄精 30 克。

【调料】大葱 5 克、姜 4 克，黄酒 5 克，盐 2 克，味精 1 克。

【做法】将黄精、猪瘦肉洗净，分别切成长 3.3 厘米、宽 1.6 厘米的小块。将黄精和猪瘦肉块放入瓦锅（砂锅）内，加水适量，放入葱、生姜、食盐、料酒，隔水炖熟。食用时，加味精少许，吃肉喝汤。

食 当归

[对糖尿病有益的成分] 当归多糖

当归多糖可通过降低血脂和胆固醇来间接改善糖尿病患者症状，同时可使血糖和糖化血红蛋白水平降低，可很好地防治糖尿病及其并发症。

[功效] 补血、活血、止痛、润肠

[用法] 浸酒、炖、蒸、焖、煮

[饮食要点]

湿盛中满、大便溏泄者忌用。

[食谱推荐]

当归虫草鸭

【原料】当归15克、冬虫夏草7克、老鸭一只（约1000克）。

【调料】生姜10克、葱头10克，精盐6克，味精3克，料酒35克，肉汤1500克。

【做法】先将鸭子宰杀后去毛及内脏，用清水冲净，冬虫夏草用漫水浸泡15分钟，当归切片，锅内加清水适量煮沸后，将鸭放入锅内氽3分钟，捞出来用凉水洗净，将虫草、当归、生姜、葱头和其他调料一同纳入鸭腹内，入蒸碗，内加肉汤、料酒用碗盖封严，大火上笼蒸3小时即可食用。

食 麦冬

[对糖尿病有益的成分] 麦冬多糖

麦冬多糖可通过增加肝细胞对葡萄糖的摄取及增加肝糖原合成有关的机制，显著降低糖尿病患者血糖。

[功效] 润肺养阴、益胃生津、清心除烦

[用法] 浸泡、炖、蒸、焖、熬

[饮食要点]

虚寒泄泻者慎服。

[食谱推荐]

杞麦蒸蛋

【原料】麦冬10克、枸杞子10克、鸡蛋400克、瘦猪肉30克、花生米30克。

【调料】盐3克、香葱花5克、胡椒粉0.5克。

【做法】将麦冬洗净，入沸水中煮熟，切成碎末备用；把枸杞子挑选后洗净，入沸水中略汆一下。将鸡蛋打在碗中，加盐少许，清水 300 克及少量味精、胡椒粉，充分搅散搅匀后倒进另一碗中（碗壁涂油），蒸熟（约 10 分钟）。将瘦猪肉切成丁，拌盐和湿淀粉少许，在烧热的花生油锅中急炒至熟；花生米煎脆。将备好的麦冬碎末、熟枸杞子、肉丁和脆花生米铺在刚熟的蒸蛋上面。

食 三七

[对糖尿病有益的成分] 三七总皂苷

三七总皂苷可能通过抗氧化应激抑制足细胞凋亡而对糖尿病肾病起到一定的保护作用。

[功效] 化瘀止血、活血定痛

[用法] 浸泡、煮、蒸、熬

[饮食要点]

孕妇慎服。

[食谱推荐]

三七灵芝山楂饮

【原料】三七粉 3 克、灵芝 30 克、鲜山楂 1 个或干山楂片 10 ~ 20 克。

【调料】阿斯巴甜或蛋白糖少许。

【做法】将鲜山楂洗净，剖开切碎，打碎成茸泥（若为干山楂，去浮沉后或水湿润后切碎，再打成茸泥）；将灵芝放砂锅中，加水 500 克浸泡半小时后用小火煮沸半小时，取汁后再加水 300 克煮沸 20 分钟，第 2 次取汁，合并两次药汁，加入三七粉和山楂茸泥，煮沸后用辅料调味即可。

食 桑叶

[对糖尿病有益的成分] 黄酮

桑叶总黄酮可改善胰岛素抵抗及血脂状况，还可通过抑制 α - 糖苷酶来实现其降血糖作用。

[功效] 疏散风热、清肺、明目

[用法] 煎汤，4.5 ~ 9 克；或入丸、散

[食谱推荐]

桑叶蛤肉汤

【原料】蛤蜊肉 200 克，绿豆芽 50 克，桑叶、香菜各 15 克。

【调料】精盐 3 克，味精 1 克，鸡精、醋各 2 克，清汤 700 克，花椒油 5 克，胡椒粉 0.5 克，姜丝 10 克。

【做法】绿豆芽掐去根，洗净，沥去水分；香菜切去根，择洗干净，切成 3 厘米长的段；桑叶洗净；蛤蜊肉去除杂质洗净。锅内加入清水烧开，下入蛤蜊肉汆一下捞出。另将锅内加入清汤，下入桑叶烧开，煎煮 15 分钟，捞去桑叶不用，下入蛤蜊肉，加入鸡精、醋烧开，撇净浮沫。下入洗好的绿豆芽、姜丝，烧至绿豆芽微熟，加入精盐、味精，放香菜段、胡椒粉，淋入花椒油，出锅装入汤碗内即成。

食 白芍

[对糖尿病有益的成分] 白芍总苷

白芍总苷具有抗炎、抗氧化和免疫调节活性，对糖尿病肾病具有保护作用，但不降低血糖和血脂水平。

[功效] 养血敛阴、柔肝止痛、平抑肝阳

[用法] 浸泡、煮、熬、焖、炖

[饮食要点]

反藜芦，不能与藜芦同用。

[食谱推荐]

白芍石斛瘦肉汤	【原料】瘦猪肉 250 克、白芍 12 克、石斛 12 克、红枣(去核)7 枚。 【调料】盐、清水各适量。 【做法】将猪瘦肉洗净切块；白芍、石斛、红枣洗净。把全部原料一起放入锅内，加适量清水，武火烧沸后，文火煮 1 小时，下盐调味即成。

（食）葛根

[对糖尿病有益的成分] 葛根素

葛根属于解肌清热中药，含有黄酮类及高糖类降糖物质，主要促进胰岛细胞分泌，作用缓慢而持久。另据研究表明，用单味葛根治疗，降血糖得到较好效果。

[功效] 解肌退热、发表透诊、生津止渴、升阳止泻

[用法] 葛根磨粉可作为食物食用

[食谱推荐]

葛根粉粥	【原料】葛粉 200 克、粟米 300 克。 【做法】用清水浸粟米一晚，第二天沥出，与葛粉同拌均匀，按常法煮粥，粥成后酌加调味品。

2. 中医辨证食疗推荐方

糖尿病属中医之消渴病证，传统的病理机制为饮食不节、情志失调、素体阴虚、劳欲过度而致阴虚燥热，阴虚为本、燥热为标，如病程迁延，可阴损及阳导致气阴两虚或阴阳两虚，同时又可兼血瘀。病变的脏腑着重在肺、胃、肾，而以肾为关键。辨证多以上、中、下三消之名作为标志，通常把多饮症状较突出者称为上

消，多食症状较突出者称为中消，多尿症状较突出者称为下消。中医药在防治糖尿病及其并发症方面有着悠久的历史和丰富的临床实践经验，形成了从整体认识疾病、综合防治和个体化治疗的优势，通过合理运用中成药、中药饮片，配合中医饮食调养、运动治疗、非药物防治技术，可以改善临床症状、减轻西药副作用、提高生活质量，有效防治并发症。

饮食养生法对防治消渴病尤为重要。糖尿病的发生和饮食有关，饮食控制的好坏直接影响到治疗的效果。历代医家在长期的医疗实践中也总结出不少药膳验方。具体应用应该在辨体质、辨病、辨证的基础上，合理选用。

（1）阴虚燥热证

证见烦渴多饮，随饮随渴，咽干舌燥，多食善饥，溲赤便秘，舌红少津苔黄，脉滑数或弦数。食疗应以养阴消渴饮为基础。

[食疗药膳方]

① 玉粉杞子蛋：天花粉、枸杞、玉竹煎水，沥出，打入鸡蛋，蒸熟食物。

② 杞药粥：山药、枸杞适量，加粳米，煮粥。

③ 三豆饮：绿豆、黑豆、赤小豆，煎汤服用。

④ 乌梅生津茶：乌梅、麦冬，泡水代茶饮。

⑤ 石斛芩叶茶：石斛（干、鲜均可）、黄芩叶，开水沏泡，代茶饮。

主食以荞麦面粉为主。副食可以选择冬瓜、南瓜、苦瓜、藕叶及绿叶菜等。

（2）气阴两虚证

证见乏力、气短、自汗，动则加重，口干舌燥，多饮多尿，五心烦热，大便秘结，腰膝酸软，舌淡或红暗、边有齿痕，舌苔薄白少津或少苔，脉细弱。

[食疗药膳方]

① 参杞粥：西洋参、山药、枸杞适量，加粳米煮粥。

② 归芪鸡：黄芪、当归、母鸡剁大块，加水焯煮，去浮沫，纳入黄芪、当归炖至肉熟。

③ 苦瓜炒肉：鲜苦瓜、瘦猪肉，武火炒后食用。

④ 首乌煮蛋：首乌适量加水煎半小时，取汁煮鸡蛋，每日1枚。

⑤ 益气生津茶：西洋参、石斛，开水沏泡，代茶饮。

主食以黄豆、玉米面粉为主。副食可以选择洋葱、莲藕、豆腐、胡萝卜、黄瓜等。

（3）阴阳两虚证

证见乏力自汗，形寒肢冷，腰膝酸软，耳轮焦干，多饮多尿，混浊如膏，或浮肿少尿，或五更泻，阳痿早泄，舌淡苔白，脉沉细无力。

[食疗药膳方]

① 苁蓉山药苡仁粥：肉苁蓉、山药、薏苡仁适量，煮粥食，每日2次。

② 枸杞明目茶：适用于2型糖尿病肝肾阴虚证，表现为头晕眼花、双目干涩者。用法用量：枸杞子、桑叶、菊花，开水沏泡代茶饮。

主食以未精加工面粉、全麦豆类等为主。副食可以选择山药、魔芋、南瓜、芋头、芹菜、胡萝卜、油菜、洋葱等。用菊花泡水代茶饮。

对消渴而证见阳虚畏寒的患者，可酌加鹿茸粉，以启动元阳，助全身阳气之气化。本证见阴阳气血俱虚者，则可选用鹿茸丸以温肾滋阴，补益气血。上述食疗方均可酌加覆盆子、芡实、金樱子等以补肾固摄。

消渴多伴有瘀血的病变，故对于上述各种证型，尤其是对于舌质紫暗，或有瘀点、瘀斑，脉涩或结或代及兼见其他瘀血证候者，均可酌加活血化瘀的药品。

如丹参、川芎、郁金、红花、山楂等，或配用降糖活血方药，如丹参、川芎、益母草、当归、赤芍等。

消渴容易发生多种并发症，应在治疗本病的同时，积极治疗并发症。白内障、雀盲、耳聋主要病机为肝肾精血不足，不能上承耳目所致，宜滋补肝肾，益精补血，可用杞菊地黄丸或明目地黄丸。对于并发疮毒痈疽者，则治宜清热解毒，消散痈肿，用五味消毒饮。在痈疽的恢复阶段，则治疗上要重视托毒生肌。

10 | 第十章
预防为主，重在保健

1. 预防保健操

针对糖尿病调养的方法有很多，预防保健操可以通过全方位的手法达到调理脏腑、养阴清热、益气补肾从而辅助调节血糖的目的。主要操作方法如下所示。

固气转睛	拇指内扣掌心，其余四指握拳，扣住拇指，置于两胁，双脚十趾抓地，同时环转眼球，顺时针、逆时针各20遍
横推胰区	双手掌由外向内推腹部胰脏体表投影区，一推一拉交替操作20遍
揉腹部	以神阙为中心揉腹，顺时针、逆时针各20遍
按揉腰背	双手握拳，以示指的掌指关节点揉脾俞、胃俞、三焦俞、肾俞，每穴各半分钟
推擦腰骶	双掌由脾俞自上而下推至八髎穴10遍
通调脾肾	揉脾经血海、地机、三阴交，揉肾经太溪穴，双手拇指沿胫骨内侧缘由阴陵泉推至太溪5遍
拳扣胃经	双手握空拳自上而下叩击小腿外侧胃经循行部位5遍，以酸胀为度
推擦涌泉	用手掌擦涌泉穴，以透热为度

2. 情志调摄保健法

心理治疗，即精神治疗，中医学又称之为意疗。在一定条件下，心理因素能改变生理活动，利用情绪对内脏功能气机的影响，通过精神因素去调动机体正气与疾病做斗争。从而达到扶正以祛邪、主明（心神活动正常）则下安（内脏安定）的治疗目的。躯体疾病，进行必要的意疗也是有裨益的。

糖尿病患者多阴虚阳亢，肝阳偏亢失于条达则性情易激易怒。故糖尿病患者应努力做到怡情悦志，胸襟开阔，保持情志舒畅，气血流通，如是则阴阳调和。由于糖尿病患者的善怒情绪，作为糖尿病患者的家人，应多理解沟通，幽默和谐的家庭氛围有助于调节糖尿病患者的情绪波动。三餐定时，细心照顾，常沟通多关爱，帮助其减轻压力与负担。

常用的中医心理疗法有五种：以情胜情法、劝说开导法、移情易性法、暗示解惑法和顺情从欲法。

（1）以情胜情法

正确地运用情志之偏，可以纠正阴阳气血之偏，使机体恢复平衡协调而对病情有力。

（2）劝说开导法

运用言语对病人进行劝说开导，是意疗的基本方法。在一定条件下，言语刺激对心理、生理都会产生很大影响，因此，应正确地运用"言语"，对病人采取启发诱导的方法，宣传糖尿病的有关知识，提高其战胜疾病的信心，使之主动配合医生进行躯体和饮食治疗。劝说开导，要针对病人不同的思想实际和人格及个人特征，做到有的放矢，生动活泼，耐心细致。

（3）移情易性法

就是排遣情思，改易心志。分散病人对疾病的注意力，使思想焦点从病所移于他处，或改变其周围环境，免于与不良因素接触，或改变病人内心忧虑的指向性，使其从某种情感纠葛中解放出来，转移于另外的人或物身上等，称之为"移情"。

（4）暗示解惑法

采用含蓄、间接的方式，影响病人的心理状态，以诱导病人"无形中"接受医生的治疗性意见或产生某种信念或改变其情绪和行为，甚或影响人体的生理机能，从而达到治疗的目的。暗示疗法一般多用语言，也可采用手势、表情、暗示性药物及其他暗号来进行。

（5）顺情从欲法

顺从病人的意志、情绪，满足病人心身的需要。仅用前几种方法是不够的，只有当其生活的基本欲望得到满足时，疾病才有可能自愈。对于心理上的欲望，应当有分析地对待，若是合理的欲望，客观条件又能允许时，应尽力满足其所求或所恶，如创造条件以改变其所处环境，或对其想法表示同情、理解和支持、保证等。

3. 其他中医保健法

中医防治糖尿病重视综合调治，除了饮食、运动、药物以外，还常用按摩、艾灸、针刺、足浴等多种特色疗法。

（1）按摩

① 按摩背腰部：手掌匀力推揉脊柱两侧，或用按摩棒、老头乐，敲打后颈到腰骶，重点按揉胰俞（第八胸椎棘突下旁开 1.5 寸）、胃俞（第十二胸椎棘突下旁开 1.5 寸）、肾俞（第二腰椎棘突下旁开 1.5 寸）和局部阿是穴（痛点），适合于 2 型糖尿病伴乏力、腰背酸痛者。

② 按摩腹部：双手掌互擦至掌热，左手掌压右手掌紧贴神阙穴（肚脐），从右上腹部向左上腹部，从左上腹部向左下腹部，用力推揉，适合于 2 型糖尿病腹满、大便不畅者。

③ 按摩肢体：以手指揉点按足三里（外膝眼向下 4 横指）、三阴交（内踝上 3 寸）2 分钟，以酸胀为度。手擦涌泉穴（前脚掌心）以透热为度，适合于 2 型糖尿病头晕、乏力、眠差，或下肢麻痛者。

（2）艾灸

① 灸足三里：将艾条一端点燃，对准足三里，约距 0.5 ~ 1 寸左右，进行熏灸，每侧 10 ~ 15 分钟。适用于 2 型糖尿病乏力、抵抗力降低、下肢无力者。

② 灸关元：将艾条一端点燃，对准关元穴（下腹部肚脐下 3 寸），约距 0.5 ~ 1 寸左右，进行熏灸，每次 10 ~ 15 分钟。适用于 2 型糖尿病畏寒肢冷，或男子阳痿、抵抗力降低者。

③ 注意事项：防止烫伤。糖尿病患者不适宜于化脓灸。

（3）针刺疗法

针刺治疗糖尿病常用选穴方法有以下几种。

主穴为脾俞、膈俞、胰俞、足三里、三阴交。配穴为肺俞、胃俞、肝俞、中脘、关元、神门、然谷、阴陵泉等。

针刺方法以缓慢捻转，中度刺激平补平泻法，每日或隔日一次，每次留针15～20分钟，10次为一个疗程。疗程间隔3～5日。

（4）耳穴

耳穴按压治疗糖尿病常选用的穴位有：主穴为胰、胆、肝、肾、缘中、屏间、交感、下屏尖。配穴为三焦、渴点、饥点。根据主证及辨证分型，每次选穴5～6个。

选定耳穴寻得敏感点后，将王不留行籽置于相应耳穴处，用胶布固定，用示、拇指捻压至酸沉麻痛，每日自行按压3次。每次贴一侧耳，两耳交替。

（5）足浴

药物组成：当归，赤芍，川芎，桂枝，红花，鸡血藤，豨莶草，伸筋草。

适应证：糖尿病周围神经病变及下肢血管病变。

用法用量：上述中草药加水3000毫升煎熬，现配现用，水温38℃～42℃（注意水温不宜太热，以防烫伤），药剂以浸没两足内外踝关节上2寸为准，隔日1次，每次30分钟。10次为一个疗程，总计5个疗程。

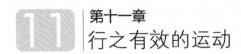

第十一章
行之有效的运动

　　糖尿病的控制除了合适的用药方案和规律合适的饮食控制外，适当的运动也是一项必不可少的治疗项目。长期体育锻炼可增强体质，改善肌糖原的氧化代谢及心血管功能，提高机体抗病能力，减少并发症，减少降糖药物剂量。肥胖患者运动可使体重减轻，使活动的肌肉等靶组织对胰岛素敏感性增强，胰岛素受体数目上升，减少降糖药的用量或降低胰岛素的用量。加速脂肪分解，减少脂肪堆积，促进游离脂肪酸、胆固醇等的利用，以补偿葡萄糖供能不足；降低血清甘油三酯、低密度脂蛋白和极低密度脂蛋白，有利于动脉硬化症、高血压、冠心病的防治。增强心肺功能，促进全身代谢，对糖尿病并发症起一定的预防作用，还可防止骨质疏松。另外，运动还可以陶冶情操，消除应激，改善脑神经功能状态，放松紧张情绪，提高生活质量。

1. 运动疗法要量力而行

　　糖尿病患者的运动疗法一定要量力而行，盲目的运动不仅起不到保健的功效，反而会加速并发症的发生。锻炼前一定要征得医生的许可，特别是那些平时不爱动的患者。与医生商讨的内容包括：进行哪些运动，寻找最佳锻炼时间，锻炼对某些药物疗效可能产生的影响。

　　为了达到最理想的健身效果，建议每周中等强度锻炼 2.5 小时。比如快走、游泳或骑自行车等。但是在进行这些运动之前，一定要问问医生这些运动是否适合自己的情况。

如果患者正在使用胰岛素或其他降糖药，应该在锻炼前半小时测血糖，并在做准备活动时再测一遍，以判断是否适宜锻炼。患者在锻炼时最好遵循以下原则。

（1）血糖低于100毫克/分升（5.6毫摩尔/升）

血糖过低，锻炼不安全。建议锻炼前适当吃点含糖零食，比如水果或饼干等。

（2）血糖为100～250毫克/分升（5.6～13.9毫摩尔/升）

最适合锻炼，比较安全。

（3）血糖大于等于250毫克/分升（13.9毫摩尔/升）

这是"警戒"血糖水平。为安全起见，最好检测尿酮体。酮体过高意味着体内胰岛素不足，此时强行锻炼会导致酮症酸中毒，属于糖尿病的严重并发症。建议等酮体下降后再进行锻炼。

（4）血糖大于等于300毫克/分升（16.7毫摩尔/升）

锻炼最不安全，需要马上去医院找医生进一步调整治疗方案。

长时间锻炼过程中，特别是开始一项全新的锻炼或增加运动强度和时间时，每隔30分钟应查一次血糖。进行室外运动时，可能难以做到这一点。然而，这一措施是绝对必要的。

出现两种情况应立即停止锻炼：一是血糖小于等于70毫克/分升（3.9毫摩尔/升）。二是感觉身体摇晃、神经紧张或恍惚。此时应该补充饮食，提高血糖，可选择2～5片葡萄糖药片、半杯（118毫升）果汁、半杯（118毫升）甜汽水或5～6块硬糖果。15分钟后，再测血糖。如果血糖仍很低，继续补糖，

15 分钟后再测血糖。血糖至少回升到 3.9 毫摩尔 / 升，才能继续锻炼。

锻炼结束后，应立即查血糖，之后几小时还应再查几次。锻炼中越是用力，影响血糖的时间就越长。锻炼后数小时仍可能出现低血糖。此时应适当吃点甜食，如水果或饼干、喝一小杯果汁等。

对糖尿病患者而言，适当的锻炼并及时检查血糖是非常重要的。

2. 锻炼小技巧

糖尿病患者如何参加健身运动呢？这要根据患者具体的健康状况而定。就总体而言，糖尿病患者的健身训练安排应以上肢上体为主，给予适当的负荷运动强度，以达到有效促进气血循环的效果。

"强度适宜、方法得当、安排合理"的健身运动有益健康。然而，有些人同样运动适时定量，方式得法，但始终未获得健身之益，反而被一些疾病缚身。

（1）选择适合自己的锻炼方式

糖尿病可以引起如眼睛、神经系统的病变，这些病变的类型和程度决定了你所应当采取的锻炼方式。例如：如果你的足部失去了感觉，那么游泳比散步更适合你；如果你视力不好，或者经常发生低血糖现象，那么室内锻炼或者找一个朋友陪伴将是你明智的选择。

（2）开始锻炼前进行一次彻底的身体检查

包括测血压、肾功能检查、眼睛（眼底照相等相关检查）、足部（末梢血晕以及末端感觉等）、血脂血糖和糖化血红蛋白、心脏、血液循环和神经系统等全面的检查。

（3）在开始锻炼前要进行身体的预热，并进行一些伸展运动

预热可以选择一些低强度的运动如步行，使你的心脏和肌肉进入"工作状态"，之后就可以进行柔和的伸展运动，以使关节和肌肉变得有弹性。僵硬的关节和肌肉很容易受伤。

（4）在结束锻炼的时候要使身体逐渐地冷下来

逐渐地减缓运动，直到你的呼吸变得正常为止，然后再进行一组伸展运动，运动后肌肉会更加容易伸展。

（5）摄取足量的水

出汗就意味着体液的丢失，摄取足够的水以补充因出汗而丢失的体液是很重要的。白开水通常是最好的选择。如果你锻炼的时间比较长，你可以选择一些含有碳水化合物的饮料，以补充你的热量。

（6）能否进行负重的锻炼取决于你的心肺功能

几乎所有的糖尿病病人都能够进行低强度的负重训练，你可以通过以较轻的哑铃负重训练计划来加强你的上肢力量（但是一般不建议有心功能改变的患者使用哑铃锻炼）。

（7）注意你的双脚

在锻炼的时候穿上适合于运动的鞋，这就意味着打篮球的时候就得穿上篮球鞋，散步的时候穿上散步专用鞋，跑步的时候穿上跑步专用鞋。当鞋穿旧了以后，要及时地更换。要穿上干净合适的袜子。锻炼完了以后，要及时地检查你的双脚，如果发现水泡、红肿、局部发热等问题，请立即与你的医生联系。

（8）注意低血糖

如果你在使用胰岛素或者口服降糖药，在锻炼当中或锻炼后就可能出现低血糖。实际上有时低血糖可能发生在锻炼 12 小时之后。通过饮食和锻炼控制的 2 型糖尿病患者通常不会出现低血糖的现象。葡萄糖在你锻炼时被消耗掉，同时锻炼也增强了身体对于胰岛素的反应性，这两点都有助于血糖的降低。通过精心的计划，你的医生会对你的胰岛素用量进行适当地调整以避免低血糖的发生。

（9）穿上适合当时天气和运动量的衣服

在温暖的天气里穿上厚重的衣服是没有任何好处的。出汗过多对于减肥没有什么帮助，丢失的仅仅是水分。实际上，这样做很不健康，只会让你的身体过热。在夏天，穿轻薄而且颜色较淡的衣服。但一定要擦防晒霜，戴上帽子。在冬天，要穿多层衣服，贴身的衣服最好是做工和质地比较好的聚丙烯、丝绸或轻薄的羊毛料子，这些料子可以帮助汗液从身体散发，并且能够防止皮肤发炎；外衣必须是透气性良好的，天冷的时候注意手脚保暖。

使用护具，如果你骑脚踏车，请带上头盔；如果你玩壁球，请戴好眼罩。避免在恶劣的天气里进行锻炼，同时也不要在空气不好的情况下进行锻炼，这同样不利于健康。

（10）准备好在锻炼中进行检测

这一点在你开始进行一种新的运动方式的时候是非常重要的。这将有助于你把握这种运动方式对你的血糖有多大的影响。如果锻炼时间超过 1 个小时，那么你还需要进行再次检测，一般来说应当每隔 30 分钟进行一次检测，如果发现血糖过低，那么就需要马上停下来进行加餐。

3. 运动后应注意的事项

（1）忌蹲坐休息

健身运动后若立即蹲坐下来休息，会阻碍下肢血液回流，影响血液循环，加重身体疲劳。因此，每次运动结束后应调整呼吸节奏，步行甩臂，并做一些放松、调整活动，促使四肢血液回流入心脏，加快恢复体能、消除疲劳。

（2）忌贪吃冷饮

运动往往使人大汗淋漓，随着大量水分的消耗，运动后总会有口干舌燥、急需喝水的感觉，但此时人体消化系统仍处于抑制状态，功能低下。若图一时凉快和解渴而贪吃大量冷饮，极易引起胃肠痉挛、腹痛、腹泻，并诱发胃肠道疾病。

（3）忌省略整理活动

实践表明，放松性的整理活动如适宜的放松徒手操、步行、放松按摩、呼吸节律放松操等不仅能使运动者大脑皮层的兴奋性及较快的心跳、呼吸频率等恢复到运动前的安静状态，还有助于恢复肌肉的疲劳感，减轻酸胀不适，并可避免运动健身后头晕、乏力、恶心、呕吐、眼花等不良现象。

（4）忌立即吃饭

运动时，特别是激烈运动时，运动神经中枢处于高度兴奋状态。在它的影响下，管理内脏器官活动的副交感神经系统则加强了对消化系统活动的抑制。同时，在运动时，全身血液亦进行重新分配，而且比较集中地供应了运动器官的需要，而腹腔内各器官的供应相对减少。上述因素使得胃肠道的蠕动减弱，各种消化腺的分泌大大减少。它需在运动结束20～30分钟后才能恢复。如果急着吃饭，就会增加消化器官的负担，引起消化功能紊乱。

（5）忌骤降体温

运动时机体表面血管扩张，体温升高，毛孔舒张，排汗增多。倘若运动后立即走进冷气房间或在风口纳凉小憩，或图凉快用冷水冲头，均会使皮肤紧缩闭汗而引起体温调节等生理功能失调，免疫功能下降而引起感冒、腹泻、哮喘等病症。

4. 运动降血糖的原则

在运动时间方面，糖尿病患者有一系列原则，为了便于记忆，可归纳为"一三五七法"。

具体是，糖尿病患者运动要持之以恒，最好每天都运动。1 次运动不少于 30 分钟 (对于从来没参加过运动的患者，可从每天 5 ~ 10 分钟、每周 2 ~ 3 次开始，逐渐增加)；每周运动不少于 5 次；运动强度应该以浑身发热、出汗但不大汗淋漓为宜，脉搏应控制在"170 减去年龄"，这样运动则为有效且安全的。

运动期间，胰岛素注射部位尽量不选大腿肌肉等运动时剧烈活动的部位。

应提醒患者不要在胰岛素或口服降糖药作用最强的时候运动，否则有可能导致低血糖。有些病人喜欢晨起服药后出去运动，而后再回家吃早餐，这是应该尽量避免的。

有些人习惯于早饭前运动，可分为几种情况分别对待：如空腹血糖 > 6.6 毫摩尔 / 升，可进行运动；如空腹血糖在 6.0 毫摩尔 / 升左右，应先进食 10 ~ 15 克碳水化合物（如一两片饼干或糖果等）再运动；如空腹血糖低于 6.0 毫摩尔 / 升则要进食 30 克碳水化合物后方可运动。长时间大运动量运动后的降糖作用持久，如爬山、郊游等，应及时增加进食量。

尽可能在饭后 1 ~ 2 小时参加运动，尤其是早餐后是运动的最佳时间，因为这时可能是一天中血糖最高的时候，选择这一时间运动往往不必加餐。

提倡持之以恒的运动对糖尿病患者的治疗作用。因为运动所产生的积极作用，如胰岛素受体数目和亲和力的增加，极低密度脂蛋白（VLDL）的下降，高密度脂蛋白（HDL）的增高，以及由此所带来的大血管并发症危险性的降低等，在运动后 1 ~ 2 周内即可表现出来，但若不坚持运动，再经 1 ~ 2 天就会很快消失。

5. 糖尿病患者首选耐力运动

胰岛素分泌不足而引起的糖、脂肪以及蛋白质代谢的紊乱是糖尿病的重要诱因。而耐力运动可增强肌细胞的胰岛素受体功能，改善组织与胰岛素的结合能力，以便能在胰岛素浓度较低时保持较正常的血糖代谢。糖为肌肉运动的主要能源物质之一。经常的耐力运动可增强肌细胞的胰岛素受体功能，改善组织与胰岛素的结合能力，以便能在胰岛素浓度较低时保持较正常的血糖代谢，即增强胰岛素的作用。

这对非胰岛素依赖型糖尿病（即 2 型糖尿病）有病因治疗的重要意义。耐力运动可改善脂质代谢和调节体重。运动不仅有助于预防和消除肥胖，还可提高脂蛋白脂肪酸的活性，降低低密度脂蛋白胆固醇（动脉硬化危险因子），增加高密度脂蛋白胆固醇。另外，耐力运动可增加肌肉毛细血管密度，扩大肌细胞与胰岛素及血糖的接触面，改善血糖利用率。运动还可增加有氧代谢酶活性，改善糖的分解利用过程。

糖尿病患者可选择步行、慢跑、游泳、太极拳等有氧运动。患者可根据全身情况和条件选择 1 ~ 2 项。其中步行是国内外最常用的项目，应作为首选。此外，有人推荐糖尿病患者在家可做以下四种运动：第一是踮脚尖运动，将手扶在椅背上，踮脚尖（即左右交替提足跟）10～15分钟。第二是爬楼梯运动，上楼梯时背部要伸直，速度依自己体力而定。第三是坐椅运动，屈肘两手扶上臂将背部挺直，椅上坐立反复进行，做多久依自己体力而定。第四是抗衡运动，将双手支撑在墙壁上，双足并立使上体前倾，以增加肌肉张力，每次支撑15秒左右，做3～5次。

（1）慢跑治疗

① 跑步健身法

健身跑应该严格掌握运动量。决定运动量的因素有距离、速度、间歇时间、每天练习次数、每周练习天数等。开始练习跑步的体弱者可以进行短距离慢跑，从50米开始，逐渐增至100米、150米、200米。速度一般为100米／30秒～100米／40秒。

慢速长跑：是一种典型的健身跑，距离从1000米开始。适应后，每周或每2周增加1000米，一般可增至3000～6000米，速度可掌握在6～8分钟跑1000米。

跑行锻炼：跑30秒，步行60秒，以减轻心脏负担，这样反复跑行20～30次，总时间30～45分钟。这种跑行锻炼适用于心肺功能较差者。

跑的次数：短距离慢跑和跑行练习可每天1次或隔天1次；年龄稍大的可每隔2～3天跑1次，每次20～30分钟。

跑的脚步最好能配合自己的呼吸，可向前跑二三步吸气，再跑二三步后呼气。跑步时，两臂以前后并稍向外摆动比较舒适，上半身稍向前倾，尽量放松全身肌肉，一般以脚尖着地为好。

② 跑步与健身的关系

锻炼心脏，保护心脏。坚持跑步可以增加机体的摄氧量，增强心肌舒缩力，增加冠状动脉血流量，防止冠状动脉硬化。

活血化瘀，改善循环。跑步时下肢大肌群交替收缩放松，有力地驱使静脉血回流，可以减少下肢静脉和盆腔瘀血，预防静脉内血栓形成。大运动量的跑步锻炼，还能提高血液纤溶酶活性，防止血栓形成。

促进代谢，控制体重。控制体重是保持健康的一条重要原则。因为跑步能促进新陈代谢，消耗大量血糖，减少脂肪存积，故坚持跑步是治疗糖尿病和肥胖病的一个有效"药方"。

改善脂质代谢，预防动脉硬化。血清胆固醇脂质过高者，经跑步锻炼后，血脂可下降，从而有助于防治血管硬化和冠心病。

增强体质，延年益寿。生命在于运动，人越是锻炼，身体对外界的适应能力就越强。

③ 应该注意的事项

掌握跑步的适应证和禁忌证。健康的中老年人为预防冠心病、高血压病、高脂血症控制体重；轻度糖尿病患者，体力中等或较弱者，为增强体质，提高心肺功能，都可进行跑步锻炼。

肝硬化、病情不稳定的肺结核、影响功能的关节炎、严重糖尿病、甲亢、严重贫血、有出血倾向的患者，心血管病如瓣膜疾病、心肌梗死、频发性心绞痛等均不宜跑步。

跑步应避免在饭后马上进行，或在非常冷、热、潮湿及大风的天气下进行。

跑步锻炼要循序渐进。从短距离慢速度开始，做到量力而跑，跑有余力，不要弄得过分疲劳或使心脏负担过重。

跑步最好在早晨进行，可先做操然后跑步，临睡前一般不宜跑步。

（2）游泳治疗

① 游泳运动量的掌握

游泳锻炼，与人们从事的其他体育锻炼项目一样，只有科学地掌握运动量，才能使每次锻炼既达到锻炼的目的，又不致发生过度的疲劳和使身体产生不良反应。

掌握游泳锻炼的运动量的方法有多种，但对普通游泳爱好者来说，最为简便的方法，是根据游泳者脉搏变化的情况，来衡量运动量的大小。

我国正常人安静脉搏频率为每分钟 60～80 次。经常参加游泳锻炼的人，安静脉搏频率较为缓慢，为每分钟 50～60 次；锻炼有素的人，脉率还要低一些。对普通的游泳爱好者来说，每次游泳后，脉搏频率达到每分钟 120～140 次，此次锻炼的运动量则为大运动量；脉搏频率为每分钟 90～110 次，则为中运动量；游泳锻炼后，脉搏变化不大，其增加的次数在 10 次以内，则为小运动量。

选择游泳锻炼的运动量时，要因人而异，量力而行。普通的游泳爱好者，即使是年轻力壮者，每周大运动量的锻炼，也不应超过 2 次；而中年人则以中等的运动量为宜，不要或少进行运动量过大的游泳锻炼；老年人最适宜小运动量和中等偏小运动量的游泳锻炼。

② 游泳时人体健康的好处

游泳不仅同许多体育项目一样，对多种慢性疾病有一定的治疗作用，而且还有其独特的治疗价值。

游泳是在阳光、空气、冷水三浴兼并的良好的自然环境中进行的体育运动项目，从而集中了阳光浴、空气浴和冷水浴对人的所有疗效。

游泳锻炼是一种全身性的锻炼，因而它对疾病的治疗也是一种综合性、全身性的治疗。通过游泳锻炼，可增强人体神经系统的功能，改善血液循环，提高对营养物质的消化和吸收，从而能增强体质，增强对疾病的抵抗力，并获得良好的治疗效果。

游泳锻炼能增强人体各器官、系统的功能，慢性病人通过游泳锻炼，可增强发育不健全的器官、系统的功能，使已衰弱的器官、系统的功能得到恢复和增强，从而使疾病得到治疗。

游泳锻炼既可陶冶情操、磨炼意志，培养人同大自然搏斗的拼搏精神，又能使病人建立起战胜疾病的信心，克服对疾病畏惧烦恼的消极心理，因而十分有利于健康的恢复和疾病的治疗。

（3）太极拳

在众多的医疗体育运动中，中国传统的太极拳运动以其良好的降糖效果正在成为国内外研究的热点，也成为广大患者争相学习的首选。

马来西亚的一项调查显示，患者在完成 12 周的太极拳练习后，糖化血红蛋白的标准浓度水平显著降低，体内的调节性 T 细胞数量增加，人体免疫功能增强。澳大利亚的研究结果也证实，太极拳可以通过改善心肺功能，起到改善免疫系统的作用，这种锻炼方式，还可以通过增强葡萄糖的代谢速度，来降低糖尿病患者的血糖水平。

中国中医科学院广安门医院专家根据多年的临床观察和研究，发现坚持练太极拳的糖尿病患者比那些不练习的患者，空腹血糖、餐后血糖水平明显降低，而且并发症发生的概率也较低。尤其是对胰岛素抵抗较严重的肥胖 2 型糖尿病患者，能有效减轻胰岛素抵抗、改善胰腺功能、提高胰岛素的敏感性和反应，对于肥胖型糖尿病、糖尿病合并血脂异常、糖尿病合并高血压也有很好的治疗作用。因此一些专家认为在众多运动中，太极拳对血糖的控制是最直接的。

太极拳虽说是轻体力运动，但通过其独特的腹式呼吸法和运动方式，对治疗糖尿病有特殊功效。

① 消耗体能，降低血糖水平

作为运动，首先会消耗体力，消耗热量，直接降低血糖水平。通过太极拳运动，患者可以增强体质，增加胰岛素活性，生津活血，有明显的降糖作用。

②有利于心脏、血管的健康，防止糖尿病并发症心血管疾病

打太极拳时身体相应肌肉和关节的活动，使各毛细管开放，静脉回流加速，减轻了心脏的负担。还可通过腹腔内压变化，使膈肌和腹肌收缩和舒张从而起到按摩心脏的作用，改善心肌乃至整个心脏的营养，保持心脏健康，从而防止并发症，特别是第一杀手——冠心病的发生，还可预防高血压和高血脂。

③扩大肺活量，增强肺功能，达到强身健体作用

太极运动所使用呼吸法，要做到深、长、细、缓、匀、柔，长期锻炼就会增加肺活量。

④促进消化功能和体内物质代谢功能

由于通过膈肌、腹肌的收缩和舒张对肝脏、胃肠等内脏起到了很好的按摩作用，促进了肝内血液循环，提高了胃肠的张力、蠕动，也增强了肾上腺和胰腺的分泌功能，改善了体内物质代谢系统功能，从而降低血糖，缓解糖尿病的代谢紊乱问题。

⑤有利于畅通全身经络和血管

由于肌肉和骨骼不断地做螺旋式的弧形动作，在尾闾正中基础上，缠绕运动，劲贯四稍。据统计太极拳运动是打通全身经络和血管很好的运动方式，缓减血管硬化，为全身血液的顺畅流动提供了有力的物质基础，因此对预防糖尿病四肢坏疽（主要原因是缺血和血糖超标）有很好作用。

总而言之，太极拳运动对治疗糖尿病有特别作用，可以直接降糖，不同程度的激活胰腺分泌胰岛素功能，还可增强体质，同时对预防并发症有重要作用。

附录一
糖尿病诊断标准

糖尿病的临床诊断应依据静脉血浆血糖而不是毛细血管血的血糖检测结果。下表中所提到的血糖均为静脉血浆葡萄糖水平值。

血糖的正常值和糖代谢异常的诊断切点，主要依据血糖值与糖尿病特有的慢性并发症（糖尿病视网膜病变）和糖尿病发生风险的关系来确定。

目前我国糖尿病诊断标准采用的是 WHO（1999 年）标准。

理想的调查是同时检查空腹血糖（FPG）及口服葡萄糖耐量试验（OGTT）后 2 小时血糖值，OGTT 其他时间点血糖不作为诊断标准。

建议已达到糖调节受损的人群，应行 OGTT 检查，以降低糖尿病的漏诊率。

急性感染、创伤或其他应激情况下可出现暂时性血糖增高，若没有明确的糖尿病病史，就临床诊断而言不能以此时的血糖值诊断糖尿病，须在应激消除后复查，再确定糖代谢状态。

糖代谢状态分类（WHO1999）

糖代谢分类	静脉血浆葡萄糖（毫摩尔/升）	
	空腹血糖	糖负荷后2小时血糖
正常血糖	<6.1	<7.8
空腹血糖受损（IFG）	6.1 ~ <7.0	<7.8
糖耐量减低（IGT）	<7.0	7.8 ~ <11.1
糖尿病	≥7.0	≥11.1

注：IFG 和 IGT 统称为糖调节受损，也称糖尿病前期。

糖尿病的诊断标准

诊断标准	静脉血浆葡萄糖水平（毫摩尔/升）
（1）典型糖尿病症状（多饮、多尿、多食、体重下降）加上随机血糖检测	≥11.1
或加上	
（2）空腹血糖检测	≥7.0
或加上	
（3）葡萄糖负荷后2小时血糖检测	≥11.1
无糖尿病症状者，需改日重复检查	

注：空腹状态指至少8小时没有进食热量；随机血糖指不考虑上次用餐时间，一天中任意时间的血糖，不能用来诊断空腹血糖受损或糖耐量异常。

附录二
食物血糖生成指数表

糖类

食物名称	GI	食物名称	GI
葡萄糖	100.0	麦芽糖	105.0
绵白糖	83.8	蜂蜜	73.0
蔗糖	65.0	胶质软糖	80.0
果糖	23.0	巧克力	49.0
乳糖	46.0		

谷类及制品

食物名称	GI	食物名称	GI
小麦（整粒，煮）	41.0	线面条（实心，细）	35.0
粗麦粉（蒸）	65.0	通心面（管状，粗）	45.0
面条（小麦粉）	81.6	面条（小麦粉，硬，扁，粗）	46.0
面条（强化蛋白质，细，煮）	27.0	面条（硬质小麦粉，加鸡蛋，粗）	49.0
面条（全麦粉，细）	37.0	面条（硬质小麦粉，细）	55.0
面条（白，细，煮）	41.0	馒头（富强粉）	88.1
面条（硬质小麦粉，细，煮）	55.0	烙饼	79.6

续表

食物名称	GI	食物名称	GI
油条	74.9	玉米（甜，煮）	55.0
大米粥	69.4	玉米面（粗粉，煮）	68.0
大米饭	83.2	玉米面粥	50.9
黏米饭（含直链淀粉，高，煮）	50.0	玉米面糁粥	51.8
黏米饭（含直链淀粉，低，煮）	88.0	玉米片	78.5
糙米（煮）	87.0	玉米片（高纤维）	74.0
稻麸	19.0	小米（煮）	71.0
糯米饭	87.0	小米粥	61.5
大米糯米粥	65.3	米饼	82.0
黑米粥	42.3	荞麦（黄）	54.0
大麦（整粒，煮）	25.0	荞麦面条	59.3
大麦粉	66.0	荞麦面馒头	66.7
黑麦（整粒，煮）	34.0	燕麦麸	55.0

薯类淀粉及制品

食物名称	GI	食物名称	GI
马铃薯	62.0	马铃薯（烧烤，无油脂）	85.0
马铃薯（煮）	66.4	马铃薯泥	73.0
马铃薯（烤）	60.0	马铃薯粉条	13.6
马铃薯（蒸）	65.0	甘薯（山芋）	54.0
马铃薯（用微波炉烤）	82.0	甘薯（红，煮）	76.7

续表

食物名称	GI	食物名称	GI
藕粉	32.6	粉丝汤（豌豆）	31.6
苕粉	34.5		

豆类及制品

食物名称	GI	食物名称	GI
黄豆（浸泡，煮）	18.0	利马豆（加5克蔗糖）	30.0
黄豆（罐头）	14.0	利马豆（加10克蔗糖）	31.0
黄豆挂面	66.6	利马豆（嫩，冷冻）	32.0
豆腐（炖）	31.9	鹰嘴豆	33.0
豆腐（冻）	22.3	鹰嘴豆（罐头）	42.0
豆腐干	23.7	咖喱鹰嘴豆（罐头）	41.0
绿豆	27.2	青刀豆	39.0
绿豆挂面	33.4	青刀豆（罐头）	45.0
蚕豆（五香）	16.9	黑眼豆	42.0
扁豆	38.0	罗马诺豆	46.0
扁豆（红，小）	26.0	黑豆汤	64.0
扁豆（绿，小）	30.0	四季豆	27.0
扁豆（绿，小，罐头）	52.0	四季豆（高压处理）	34.0
小扁豆汤（罐头）	44.0	四季豆（罐头）	52.0
利马豆（棉豆）	31.0		

蔬菜类

食物名称	GI	食物名称	GI
甜菜	64.0	山药（薯蓣）	51.0
胡萝卜（金笋）	71.0	雪魔芋	17.0
南瓜（倭瓜，番瓜）	75.0	芋头（蒸）（芋芳，毛芋）	47.7
麝香瓜	65.0		

水果类及制品

食物名称	GI	食物名称	GI
苹果	36.0	葡萄（淡黄色，小，无核）	56.0
梨	36.0	猕猴桃	52.0
桃	28.0	柑	43.0
桃（罐头，含果汁）	30.0	柚	25.0
桃（罐头，含糖浓度低）	52.0	巴婆果	58.0
桃（罐头，含糖浓度高）	58.0	菠萝	66.0
杏干	31.0	芒果	55.0
杏（罐头，含淡味果汁）	64.0	芭蕉（甘蕉，板蕉）	53.0
李子	24.0	香蕉	52.0
樱桃	22.0	香蕉（生）	30.0
葡萄	43.0	西瓜	72.0
葡萄干	64.0		

种子类

食物名称	GI	食物名称	GI
花生	14.0		

乳及乳制品

食物名称	GI	食物名称	GI
牛奶	27.6	老年奶粉	40.8
牛奶（加糖和巧克力）	34.0	克糖奶粉	47.6
牛奶（加人工甜味剂和巧克力）	24.0	酸奶（加糖）	48.0
全脂牛奶	27.0	酸乳酪（普通）	36.0
脱脂牛奶	32.0	酸乳酪（低脂）	33.0
低脂奶粉	11.9	酸乳酪（低脂，加人工甜味剂）	14.0
降糖奶粉	26.0		

速食食品

食物名称	GI	食物名称	GI
大米（即食，煮1分钟）	46.0	汉堡包	61.0
大米（即食，煮6分钟）	87.0	白面包	87.9
小麦片	69.0	面包（全麦粉）	69.0
桂格燕麦片	83.0	面包（粗面粉）	64.0
荞麦方便面	53.2	面包（黑麦粉）	65.0
即食羹	69.4	面包（小麦粉，高纤维）	68.0
营养饼	65.7	面包（小麦粉，去面筋）	70.0
全麦维（家乐氏）	42.0	面包（小麦粉，含水果干）	47.0
可可米（家乐氏）	77.0	面包（50%~80% 碎小麦粒）	52.0
卜卜米（家乐氏）	88.0	面包（75%~80%大麦粒）	34.0
比萨饼（含乳酪）	60.0	面包（50%大麦）	46.0

食物名称	GI	食物名称	GI
面包（80%~100%大麦粒）	66.0	小麦饼干	70.0
面包（黑麦粒）	50.0	梳打饼干	72.0
面包（45%~50%燕麦麸）	47.0	格雷厄母华饼干	74.0
面包（80%燕麦粒）	65.0	华夫饼干	76.0
面包（混合谷物）	45.0	香草华夫饼干	77.0
新月形面包	67.0	膨化薄脆饼干	81.0
棍子面包	90.0	达能闲趣饼干	47.1
燕麦粗粉饼干	55.0	达能牛奶香脆	39.3
油酥脆饼干	64.0	酥皮糕点	59.0
高纤维黑麦薄脆饼干	65.0	马铃薯片（油炸）	60.3
竹芋粉饼干	66.0	爆玉米花	55.0

饮料类

食物名称	GI	食物名称	GI
苹果汁	41.0	橘子汁	57.0
水蜜桃汁	32.7	可乐饮料	40.3
巴梨汁（罐头）	44.0	芬达软饮料	68.0
菠萝汁（不加糖）	46.0	冰激凌	61.0
柚子果汁（不加糖）	48.0	冰激凌（低脂）	50.0

混合膳食及其他

食物名称	GI	食物名称	GI
馒头+芹菜炒鸡蛋	48.6	米饭+蒜苗	57.9
馒头+酱牛肉	49.4	米饭+蒜苗+鸡蛋	68.0
馒头+黄油	68.0	米饭+猪肉	73.3
饼+鸡蛋炒木耳	48.4	玉米粉加人造黄油（煮）	69.0
饺子（三鲜）	28.0	猪肉炖粉条	16.7
包子（芹菜猪肉）	39.1	西红柿汤	38.0
硬质小麦份肉馅馄饨	39.0	二合面窝头（玉米面+面粉）	64.9
牛肉面	88.6	牛奶蛋糊（牛奶+淀粉+糖）	43.0
米饭+鱼	37.0	黑五类粉	57.9
米饭+芹菜+猪肉	57.1